스마트폰
失明 _{실명}

**인생 100세 시대 눈이 보이지 않게 된 후의
삶을 생각해 보았는가?**

카와모토 코지(川本晃司)

안과의사/의학박사

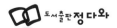
도서출판 정다와

들어가며

예를 들면, 어느 날 지하철 안에서

머리를 앞으로 숙인 채
스마트폰 게임에 열중하고 있는 초등학생
한손으로 머리 위 손잡이를 잡고
스마트폰 동영상을 들여다보는 샐러리맨
승강구 옆에 어렵게 걸터 서서
SNS에 열중하고 있는 여성
노약자 우선 좌석에서
똑딱 똑딱 Line 문자를 치는 고령자… .

분명 당신도 본 적이 있을 겁니다.

자주 있는 일상의 한 장면이니까.

하지만 그 사람들을 보고 있으면

나의 뇌리에는

다음과 같은 광경이 떠오릅니다.

몇 년 후, 혹은 수십 년 후...

건강했던 초등학생이 어른이 되어,

흰 지팡이를 짚고 점자 블록 위를 걷는 모습.

샐러리맨이 나이가 들어,

보호자의 손을 잡고 계단을 오르내리는 모습.

여성이, 또는 고령자가 맹인안내견의 유도를 받으며 걷는 모습.

맞습니다.

바로 그들이 시력을 잃은 모습입니다.

왜, 이런 모습이 떠오르는 걸까요?

그것은 제가 안과의사이기 때문입니다.

사실 지금 저뿐 아니라
전 세계의 안과의사가 같은 예측과 우려를 공유하고 있습니다.

앞으로
'실명 인구'가 폭발적으로 증가할 가능성이 높기
때문입니다.

✓ 스마트폰으로 근시가 진행되면 실명한다!

실명 인구 급증의 원인은 몇 가지 있지만, 그중 하나가 지금 우리 생활에 필수품이 된 '스마트폰'을 비롯한 디지털 디바이스입니다.

"스마트폰으로 실명이라니... 과장이 좀 심하군"
"스마트폰을 장시간 사용하면 눈이 다소 나빠지기는 하겠지만, 근시가 조금 진행되는 정도 아니겠어?"

그런 당신의 생각은 반은 맞고, 반은 틀립니다.
맞는 것은 근시가 진행된다는 것.
틀린 것은 근시가 조금 진행되는 정도로 끝나지 않는다는 것.

무서운 것은, 근시의 끝에는 '실명' 가능성이 있다는 것이 최근 연구에서 밝혀졌습니다.

과거 근시의 진행은 성장기가 끝나면 동시에 멈춘다고 생각했었습니다.
하지만 현대는 근시 발병 연령이 낮아지고, 진행 속도가 빨라지면서 근시 정도도 심각해졌습니다.
또한 성장기를 지난 성인이라도 디지털 디바이스의 장시간 사용으로 근시 진행이 멈추지 않는 경우가 있다는 것이 밝혀졌습니다.

즉, <u>스마트폰을 지나치게 사용하여 근시가 악화되면서 실명할 가능성도 있다는 것입니다.</u>

근시가 점점 진행되면, 결국 고도근시(高度近視)가 됩니다.

자세한 것은 뒤에 얘기하겠지만, 고도근시가 될 즈음에는 실제 안구 자체가 변형되어 있습니다. 이로 인해 안구 조직이 파괴되거나 주위 시신경을 압박합니다. 그 결과 다양한 안질환이 발생하고 실명에 이르게 됩니다.

디지털 디바이스 보급에 따른 근시 환자의 비정상적인 급증에 저를 포함한 전 세계의 안과의사가 전전긍긍하고 있습니다.

<u>환자 증가 양상이 그야말로 팬데믹 수준입니다.</u>

오스트레일리아의 브라이언 홀든 시각연구소는 2010년 약 20억 명이었던 근시 인구가 2050년에는 무려 50억 명이 될 것이라고 추계하였습니다.

이것은 세계인구의 절반입니다.

더구나 이 중 9억 3,800만 명이 고도근시가 될 것이라고 예측하고 있습니다.

즉, 앞으로 약 30년 후에는 10억에 가까운 사람이 시력을 잃을 '실

명 리스크'에 노출된다는 것입니다.

10억 인은 그 무렵엔 세계인구의 약 10분의 1입니다.

10명 중 1명이 실명할지도 모른다는 것입니다.

브라이언 홀든 시각연구소의
세계 근시 인구 추이 예측

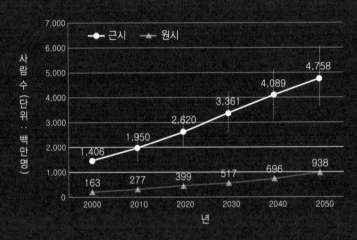

출처: American Academy of Ophthalmology, Vol.123, May 2016

✓ 어느 고등학생에게 일어난 비극

디지털 디바이스의 급속한 보급으로 인한 '스마트폰 실명' 리스크.

그 급증의 물결은 당연히 일본은 물론 어느 나라에나 밀려들어 오고 있습니다.

알기 쉬운 예가 <u>젊은 층, 특히 10대에서 '급성 스마트폰 내사시' 환자가 눈에 띄게 생겨났다는 것입니다.</u>

내사시(內斜視)란 좌우 두 눈의 한쪽, 혹은 양쪽이 안쪽을 향해 있는 상태를 말합니다.

우리 눈은 가까운 곳을 볼 때 안쪽을 향하는 '사시' 상태가 됩니다.

이때 장시간 가까운 곳을 계속 보게 되면 사시 상태가 고착화되고, 시선의 앞에만 초점이 맞춰지게 됩니다.

그러면 그 외의 장소를 볼 때 사물이 이중으로 겹쳐 보이게 됩니다.

참고로 급성 내사시는 원래 근시가 있던 사람이 장시간 근거리에서 사물을 계속 봄으로써 발병하기 쉬운 경향이 있습니다.

이러한 내사시 중에서 스마트폰을 오랫동안 계속 봄으로써 일어나는 급성 증상을 저는 특별히 '급성 스마트폰 내사시'라고 부르고 있습니다.

얼마 전에도 제가 진료하고 있는 야마구치현(山口県) 호후시(防府

市)의 카와모토 안과에 16세의 남자 고등학생이 찾아왔습니다. 어머니와 같이 온 그 학생은 "칠판이 보이지 않는다", "교과서가 보이지 않는다"는 불편을 호소했습니다.

검사 결과를 보니, 아무것도 끼지 않은 나안(裸眼)시력은 오른쪽 눈이 0.03, 왼쪽 눈은 0.04로 이미 근시가 상당히 진행된 상태였습니다.

해당 학생은 안경을 끼고 한쪽 눈으로만 볼 때는 이상 없이 잘 보이지만, 양쪽 눈으로 보는 순간 보이지 않는다고 하였습니다.

멀리 있는 경치가 보이지 않거나, 수업 중에 칠판을 보려고 해도 보이지 않는다, 교과서나 만화책은 물론, 애용하고 있는 스마트폰도 보이지 않는다……

그 학생에게 평소 생활을 물었더니, 매일 상당히 긴 시간 스마트폰을 보고 있다는 것을 알게 되었습니다. 그 때문에 안구가 <u>안쪽으로 몰린 상태로 고정되어 버려 한쪽 눈으로는 대상물에 초점을 맞출 수 있어도, 양쪽 눈을 사용했을 때는 초점이 맞지 않게 된 것입니다.</u>

"아드님의 눈은 장시간 스마트폰을 사용하여 급성 내사시가 발생했을 가능성이 높습니다. 안경으로 교정할 수 있을까 하여 시도해 보았지만, 불가능한 상황입니다. 자세한 것은 이 질환을 전문으로 하는 의사 선생님께 진료를 받아보는 게 좋을 듯 합니다. 아마 수술이 필요할지도 모릅니다."

그렇게 말하자, 학생과 어머니의 모습이 갑자기 바뀌었습니다.

단순한 근시일거라 생각하고 진찰을 받았는데, 설마 수술이 필요하리라고는 생각지도 못 했을 것입니다. 상황이 이쯤 되자 엄마와 아들은 "선생님, 어떻게 하면 좋은가요?!"라며 당황하기 시작했습니다.

하지만, '급성내사시'는 일시적으로 사시가 된 상태이기 때문에 한동안 가까운 거리에서 사물을 보지 않으면 증상이 완화되는 경우도 많습니다.

그럼에도 불구하고 최근에는 스마트폰을 장기간 가까이서 보기 때문에 안쪽으로 모인 안구의 상태가 고정되고, 이후 개선되지 않아 수술을 받게 되는 케이스가 늘고 있습니다.

그 학생의 경우도 한동안 스마트폰 사용을 중단하는 등 노력했지만, 상태가 좋아지지 않아, 얼마 후 대학병원에서 수술을 받았습니다.

그러나 안타깝게도 수술 후에도 완전히 정상으로 돌아오지 않아 항상 사물이 겹쳐 보이는 '복시(複視)' 증상이 남게 되었습니다.

✔ 실명에는 3단계가 있다

참고로, 저는 실명(失明)에는 3단계가 있다고 생각합니다.

아래 분류는 안과의 일반적인 분류에 저의 독자적 분류를 추가한 것입니다. 포인트는 '실명'에도 단계가 있으며, 각 단계마다 상실되는 것이 있다는 내용입니다.

실명의 3단계란?

① **의학적 실명** … 전혀 보이지 않는 상태.

말하자면 완벽한 어둠속에서 생활하는 전맹(全盲) 상태입니다.

② **사회적 실명** … 교정시력(矯正視力, 안경이나 콘택트렌즈를 사용했을 때의 시력)이 '0.1'보다 낮아 사회생활을 하는 데 다양한 불편이 생기는 상태입니다. 글자가 잘 보이지 않아 신문이나 책 등은 읽을 수 없게 됩니다. 또한 길거리의 교통표지판이나 음식점의 커다란 간판도 알아 볼 수 없는 상태가 됩니다.

당연히 자동차 운전면허도 취득할 수 없고, 사회적인 활동 반경이 크게 제한됩니다.

③ **기능적 실명** ⋯ 질병 등에 의해 일시적 혹은 부분적으로 보이지 않아 사회적으로 '눈이 안 보이는 사람'으로 취급되는 상태입니다.

예를 들어, 병명으로는 녹내장(綠內障)을 비롯해 안구운동장애, 안검경련, 중증의 안구건조증 등이 있습니다. 이러한 질병 때문에 사회적으로 '눈이 안 보이는 사람'으로 취급됨으로써 다양한 손실을 입게 됩니다.

앞서 언급한 그 남자 고등학생의 경우 전맹이 된 것은 아니므로 ① 의학적 실명은 아닙니다.

하지만 복시(複視)에 의해 작은 글자를 읽는 것이 곤란하며, 향후 운전면허도 취득할 수 없는 등 활동이 제한될 것이라고 생각되기에 ②사회적 실명에 해당합니다.

또한 사물이 잘 보이지 않음으로써 학교를 중단하거나, 일을 계속하는 것이 불투명하다는 점, 장애인 연금 수취를 거부당할 수 있다는 점 등의 손실을 입을 가능성도 있습니다. 그렇게 되면 ③기능적 실명에도 해당될 것입니다.

100세 인생 시대라는 초장수시대를 사는 그 학생이 겨우 16세의 어린 나이에 사물이 겹쳐 보이는 병을 얻은 것은, 남은 80년 인생의 삶의 질을 이렇게까지 크게 떨어뜨리는 것입니다.

✓ 아이는 부모에게 '급성 스마트폰 내사시'를 감춘다

그런데 <u>그 학생은 왜 이 정도로 증상이 심해질 때까지 방치하고 있었던 것일까요?</u>

사실 이 학생은 눈의 상태가 나빠지고 있을 때 '스마트폰이 원인은 아닐까'라고 어렴풋이 느끼고 있었다고 합니다.

'하지만 그것을 부모님께 말하면 스마트폰을 뺏길지도 모른다...'

라고 생각하여 본격적으로 안 보이게 될 때까지 말하지 않고 있었습니다.

편리하고 즐거운 스마트폰을 사용하지 않는 것은 이제는 성인에게도 어려운 일인 만큼, 아이들은 더욱 스마트폰을 뺏기고 싶지 않을 겁니다. 그 때문에 아이는 눈이 안 보이게 된 상태를 버틸 수 있을 때까지 부모에게 감추게 됩니다.

<u>눈의 상태가 점점 더 나빠져 가는 것을 알고도 스마트폰 사용을 중단할 수 없다니, 이렇게 무서운 이야기가 있을까요?</u>

이제 제가 안과의사로서 스마트폰에 위기감을 느끼는 이유를 아셨으리라 생각합니다.

더 큰 문제는 만일 이 남학생처럼 급성 스마트폰 내사시가 발병하지 않았더라도, 어릴 때 시작된 근시가 원인이 되어 40대, 50대, 60대가 되면 실명에 이르는 눈의 질병이 발생할 가능성이 적지 않다는 것입니다. 그리고 이를 더욱 심화시키는 것이 바로 이 책의 주제인 스마트폰 입니다.

✔ 매년 증가하는 스마트폰 이용 시간

스마트폰 이용 시간이 매년 증가하고 있다는 느낌은 누구나 갖고 있을 것이라고 생각합니다. 그러면 실제로 어느 정도 증가하고 있을까요?

2019년에 수행된 일본 총무성의 조사에 따르면, 스마트폰을 포함한 모바일기기에 의한 인터넷 평균 이용 시간은 10대의 경우 2012년 평균 약 76분이었습니다. 이것이 2018년에는 평균 145분이 되어 거

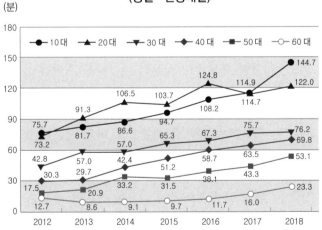

모바일 기기에 의한 인터넷 평균 이용 시간
(평일 · 연령대별)

출처: 총무성 정보통신정책연구소(2019)
'2018년 정보통신미디어 이용 시간과 정보 행동에 관한 조사보고서'

의 2배가 늘었습니다. 비율적으로 증가율 상승이 뚜렷한 것은 의외로 50대인데, 2012년에는 약 18분이었던 사용 시간이 2018년에는 약 53분으로, 무려 3배 가까이 늘었습니다.

자세한 것은 뒤에서 이야기하겠지만, 2020년부터 유행이 시작된 신종 코로나바이러스(COVID-19)에 의한 '외출 삼가'로, 모바일 기기 사용 시간은 더욱 늘었습니다. 새로운 디바이스가 개발되지 않는 한 아마 앞으로 점점 스마트폰 사용 시간은 길어질 것입니다. 원래 일본은 이미 성인의 약 절반이 근시인 '근시 대국'입니다. 이대로라면 장래 일본인의 다수가 실명할 가능성이 높은 것입니다.

실명 – 당신은 '볼수 없다'는 것을 상상한 적이 있습니까?

외부 정보의 80~90%를 시각에서 얻고 있는 우리는 앞이 보이지 않으면, 혼자서 이동하는 것이 곤란해지고, 간판 등의 문자를 읽는 것도 불가능해집니다. 눈앞의 테이블에 어떤 것이 올라와 있는지도 알 수 없게 되고, 식사할 때도 어디서부터 젓가락을 대면 좋을지조차 알 수 없게 됩니다.

현 사회는 '눈이 보이는 사람'을 기준으로 하기 때문에 눈이 보이지 않으면 타인의 도움 없이는 일상생활을 하기 매우 힘들어집니다. 사소한 일을 하는 데도 항상 보조자가 필요한 현실을 당신은 생각한 적이 있습니까?

실명까지는 아니더라도 앞서 언급했듯, 근시가 있는 사람이 사물을 장시간 근거리에서 계속 보면 '급성 스마트폰 내사시'가 발병하기 쉽습니다. 이로 인해 항상 사물이 겹쳐 보이는 복시상태로 평생을 보내게 될 가능성도 있습니다.

몇 십 년 후에 그런 상황에 빠지는 것이 당신일지도 모르고, 당신의 가족이나 친구일지도 모릅니다.
그리고 그 원인은 지금 당신의 손안에 있는 스마트폰입니다.

✔ 이제까지 근시 대책이 불가능했던 2가지 이유

그렇다면 우리는 이대로 아무런 대책도 없이 실명하게 되는 걸까요?
아니요, 그렇지는 않습니다.
사실 근시의 발병·진행 억제에 효과적인 방법은 80년 전부터 제창되어 왔습니다. 확실한 효과가 과학적으로 증명된 것은 최근의 일이지만, 효과적인 근시 예방법은 80년 전부터 우리 눈앞에 있었습니다.
그러나 이제까지 우리들은 진지하게 노력할 수 없었습니다. 그것은 왜일까요?

이유는 2가지가 있습니다.
하나는 여태까지 '근시는 안경 등으로 교정하면 된다'는 생각이 전

문가들마저도 강했었습니다. 그 때문에 근시의 발병·진행을 멈추게
하려는 진지한 대책이 마련되지 않았던 것입니다. 이에 관해서는 팬
데믹이라고 부를 정도의 근시 환자 급증에 따라, 이미 세계 각국에서
빅데이터를 활용한 근시 연구 등 진지한 노력이 시작되고 있습니다.
그리고 일부 국가에서는 실제로 개선의 징후도 보이기 시작했습니다.

이 책에서는 우선 근시 환자가 급증하고 있는 배경, 디지털 디바이
스와 근시 인구 증가의 관계, 나아가 각국의 연구에서 밝혀진 효과적
인 근시 대책에 대해서 말씀드릴 예정입니다.

그리고 또 하나 우리가 여태까지 진지하게 근시 대책 마련에 몰입
할 수 없었던 이유는 과거부터 제시되어 온 근시 대책법이 인간의 심
리를 무시한 설계로 제공되어 왔다는 점이라고 생각합니다.

우리 인간은 '미래의 커다란 가치'보다 '현재의 작은 가치'를 선호하
도록 행동이 프로그램되어 있습니다. 이 말은 인간은 미래를 위해서
지금 노력하는 게 좋다는 것을 알고 있어도 내키지 않으면 하지 않는
생물이라는 의미입니다.

합리적으로 생각하면 장래를 위해서 공부와 운동, 저금과 투자를
계속하는 게 좋다는 것은 누구나 알고 있습니다. 하지만 지금 '편해지
고 싶다', '놀고 싶다', '쾌락을 얻고 싶다'는 기분을 좀처럼 이겨낼 수
없습니다. 저 자신도 그렇고, 아마도 당신도 마찬가지일 것입니다.

말하자면 우리는 '그때의 기분에 따라 합리적인 판단이 왜곡되는' 동물입니다.

그렇기 때문에 '합리적으로 생각하면 미래를 위해서 근시 대책을 계속하는 것이 좋다'고 알고 있어도, 귀찮다고 느끼면 좀처럼 계속할 수 없는 것입니다.

✔ 행동경제학을 근시 대책에 활용하다

저는 이 문제를 해소해 주는 것이 '행동경제학'이라고 생각합니다.

행동경제학이란 '인간은 반드시 합리적으로 행동하지는 않는다'는 전제하에 인간의 실제 행동에 입각한 경제활동에 심리학을 섞어가면서 분석하는 학문입니다.

예를 들어, "지금 바로 받을 수 있는 1만 엔과 1주일 후에 받을 수 있는 1만 1,000엔 중 어느 것을 선택하시겠습니까?"라는 질문을 받은 경우, 전자를 선택하는 사람이 꽤 많습니다.

합리적으로 생각하면 1주일 기다려서 1만 1,000엔을 받는 것이 이익이지만, 즉시 얻을 수 있는 이익에 높은 가치를 부여하는 사람이 더 많은 것입니다.

이러한 심리 경향을 '현재편향' 또는 '조급함'이라고 부릅니다. 이러한 인간 심리와 경제 행동을 연구하는 것이 행동경제학입니다.

가령 750엔과 500엔의 도시락이 있다고 합시다. 이때 잘 팔리는 것은 500엔짜리 도시락입니다.

그런데 여기에 1,000엔짜리 도시락을 추가하면 갑자기 750엔짜리 도시락이 팔리게 됩니다. 사는 쪽에 '1,000엔은 너무 비싸고, 500엔은 너무 싸서 왠지 불안하다. 중간인 750엔으로 하자'는 심리가 생겨나서 그때까지 500엔짜리 도시락을 샀던 사람도 750엔짜리를 집어 들게 되는 것입니다.

파는 쪽이 1,000엔짜리 '미끼'를 준비함으로써 사는 쪽을 750엔짜리 상품으로 자연히 유도할 수 있습니다. 마케팅에서 사용되는 경우가 많은 이러한 고전적인 유도 전략도 행동경제학이 전문으로 하는 분야입니다.

'미끼 효과'처럼 인간 심리에 입각한 행동경제학의 방법을 응용하면 우리는 아주 자연스럽게 행동을 바꿀 수 있습니다.

이것은 경제 행동뿐 아니라 근시 대책에도 유효할 것입니다.

그래서 이 책에서는 행동경제학을 기반으로 한 쉽고 지속적으로 할 수 있는 근시 대책법에 대해서 알려드리겠습니다. 저는 야마구치현(山口県)에서 클리닉을 운영하는 안과의사인 동시에 키타큐슈(北九州)시립대학 대학원에 적(籍)을 두고 있는 행동경제학 연구자이기도 하기 때문입니다.

✔ 실명 캐스케이드에서 벗어나기 위하여

서두에서도 언급하였듯이 나는 스마트폰에 열중하는 사람들을 보고 있으면 그들이 '실명을 향한 캐스케이드'의 흐름에 휩쓸린 것처럼 보입니다.

캐스케이드(Cascade)란 계단 모양으로 연결된 폭포를 말합니다.

상류에서는 가느다란 물의 흐름도 아래로 내려가면서 결국은 커다란 흐름이 됩니다.

상류의 가느다란 흐름이라면 당신의 손으로 간단히 막을 수 있습니다.

하지만 몇 단계의 폭포를 거쳐 그것이 커다란 흐름이 되었을 때는 더 이상 사람의 손으로 막을 수 없습니다.

'근시 발병'에서 시작하여 '실명'의 흐름에 휩쓸린 사람의 눈도 마찬가지입니다.

초기 단계라면 과학적 증거가 있는 안과 치료를 받거나, 병원에 가지 않더라도 이 흐름을 자신이 멈출 수 있습니다.

하지만 초기에 막지 못하면 점점 진행됨에 따라, 더욱 비싼 치료를 받아야만 하고 최종적으로는 병원에서도 치료하는 것이 불가능해집니다.

그렇다면 '실명폭포'로 향하는 흐름을 멈출 수 있는 것은 '지금' 밖에

<u>없습니다. 이제 일각의 여유도 없는 것입니다.</u>

참고로 이 책의 후반부에서는 근시의 발병 예방 및 진행 억제법 중에서도 비교적 비용이 들지 않는 것을 중심으로 소개하고 있습니다.

세계를 둘러보면 더 효과적인 방법도 있지만, 그러한 치료는 일본의 건강보험제도로는 보장되지 않기 때문에, 경제적으로 풍요로운 사람밖에 누릴 수 없는 것이 현실입니다.

엄격히 말하면, 경제적으로 '혼자 짊어지는' 일본 정부와 행정기관의 근시 대책에 더 이상 기대할 수는 없습니다. 이런 현실을 이해하고, 무엇을 할 수 있는지를 알아두는 것 또한 '실명 폭포'의 흐름을 막는 것이라고 생각합니다.

당신이 이 책을 손에 든 '지금', 안과의사로서, 그리고 행동경제학 연구자로서 당신과 당신의 소중한 사람이 실명으로부터 멀어지도록 도움을 드릴 수 있다면 이보다 기쁜 일은 없을 것입니다.

카와모토 코지

목 차

제1장 | 코로나19 사태로 인해 진행된 '실명 팬데믹'

제2장 | '스마트폰'과 '근시'

제3장 | 에비던스가 있는 근시 진행 억제법이란

제4장 | 행동경제학 × 근시 대책

-제1장-

코로나19 사태로
진행된
'실명 팬데믹'

⬚⬚⬚ 코로나19의 그늘에서 진행된 또 하나의 팬데믹

2019년 말 중국 우한시에서 확산되었다는 코로나19 감염증 팬데믹은 종식되었지만, 그 여파는 남았습니다.

이렇듯 끝나지 않는 팬데믹은 없습니다. 앞으로도 국소적인 감염확대의 물결이 보일지언정 팬데믹은 결국 끝났습니다. 그런 의미에서 미래는 밝다고 할 수 있을 것입니다.

그러나 당신은 '끝나지 않는 팬데믹'이 있다는 것을 알고 계십니까?

코로나19 팬데믹의 그늘에서 조용히, 하지만 확실히 확대되고 있는 또 하나의 팬데믹이 있습니다.

최근 확산을 가속화하고 있는 이 팬데믹은 바로 사람을 '실명'으로 이끄는 것입니다.

실명의 원인은 우리에게는 너무나 익숙한 현상인 '근시'입니다.

"근시로 실명"이라는 말을 들으면 위화감을 갖는 사람도 많을 것입니다.

거리를 걸으며 안경을 끼고 있는 사람과 콘택트렌즈를 사용하고 있는 사람을 찾는 것은 간단한 일이며, 애초에 당신과 당신 가족이 근시일지도 모릅니다. 근시는 너무 익숙한 현상이라 대개의 사람은 근시가 실명으로 이어지는 병이라고 생각한 적이 없을 것입니다.

안과의사 중에도 "근시는 질병이 아니다!"라고 거리낌 없이 공언하는 사람도 있다 보니 전문가가 아닌 사람이 근시를 질병이라고 생각하지 않는다고 해도 전혀 이상할 게 없습니다.

하지만 이 책을 손에 든 당신은 부디 오늘부터 '근시는 실명으로 이어지는 질병이다'라는 인식을 갖기 바랍니다. 오늘날 근시에서 발단되는 '실명 팬데믹'이 조용히, 그러나 확실하게 확산되고 있습니다.

▨ '유전' 이상의 속도로 근시 인구가 증가하고 있다

그 징후는 얼마 전부터 전문가 사이에서 지적되고 있었습니다.

2015년에 과학잡지 'Nature'에 발표된 'The Myopia Boom(근시의 대유행)'이라는 논문이 있습니다. 이 속에는 2020년까지 세계 인구의 3분의 1에 해당하는 25억명이 근시가 된다는 것이 이미 예측되어 있습니다. 실제 2020년에는 26억 4천만명이 되어 예측보다 더 빠른 속도로 근시 환자가 늘고 있다는 것이 밝혀졌습니다. 참고로, 강도근시(强度近視) 환자는 4억 6천만명이었습니다(2022년 미국안과학회에서의 보고).

이러한 상황 속에서 근시 인구의 급증이 현저한 것이 일본을 비롯한 동아시아 국가들입니다. 그중에서도 홍콩, 대만, 싱가포르, 한국은 그 기세가 현저해 1950년부터 약 50년간 20대 근시자가 무려 4배나 증가하였습니다[그림1-1].

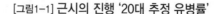
[그림1-1] 근시의 진행 '20대 추정 유병률'

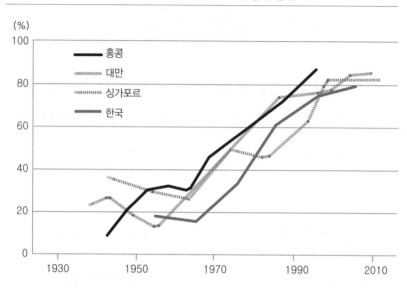

출처: E. Dolgin 'The Myopia Boom' (Nature) (2015)

이 증가 속도는 유전으로는 설명할 수 없습니다. 왜냐하면 유전으로 일어나는 변화는 몇 세대가 지나야 일어나기 때문에 이 정도로 급격하게 증가되지는 않기 때문입니다.

WHO(세계보건기구)는 근시 인구의 급격한 증가에 대해서 "심각한 공중위생상 우려가 있다"고 경고하고 있습니다. 근시 환자의 급증은 그야말로 팬데믹 수준입니다.

원래 20세기까지는 근시의 발병·진행에 '유전적 요인'이 크다는 것이 안과의학의 상식이었습니다. 왜냐하면, 근시의 유병률은 일본도 속해 있는 동아시아에서 매우 높았기 때문입니다.

그러나 21세기에 들어와서는 여태까지 유병률이 그다지 높지 않았던 유럽과 미국 및 남아메리카, 아프리카의 나라들에서도 근시 및 근시가 더욱 진전된 강도근시 환자가 증가하게 되었습니다. 과거에 유병률이 낮았던 미국에서도 1972년 25%였던 성인의 유병률이 2004년에는 44%까지 증가하였습니다. 미국에서는 약 30년 동안 근시 인구가 2배 가깝게 된 것입니다.

2000년 당시에는 아시아와 유럽 및 미국의 근시 유병률에 큰 격차가 있었지만, 오스트레일리아의 시각연구소는 2050년에는 이 차이가 거의 줄어들 것이라고 예측하고 있습니다. 이런 급격한 격차 감소는 유전적 요인만으로는 설명할 수 없습니다.

이에 따라 최근에는 근시의 발병·진행에는 유전적 요인뿐 아니라 '환경 요인'이 크게 작용하고 있다고 간주되고 있습니다.

그리고 최근 수십 년 동안 일어나고 있는 근시의 급증은 이 환경 요인의 변화에 의한 것이 크지 않을까라고 생각되고 있습니다.

▨ '실명 팬데믹'을 가속화 하는 2가지 환경 요인

그렇다면 근시 인구 급증을 일으키고 실명 팬데믹을 가속화시키는 환경 요인의 변화란 무엇일까요?

하나는 '실외활동 시간의 감소'입니다.

최근 근시 예방에는 '조도(照度)', 즉 주위의 밝기가 중요하다는 것이 밝혀졌습니다. 근시 진행 예방의 관점에서, '1000럭스 이상의 빛'을 1주일에 11시간 이상 쬘 필요가 있다고 합니다.

참고로, 낮의 야외 조도는 어느 정도인가 하면 밝은 곳은 수만 럭스, 그늘진 곳도 수천 럭스입니다. 근시 예방에는 충분한 조도입니다.

이에 비해 실내의 조도는 일반적으로 겨우 300럭스 정도이고, 창가도 800럭스 정도밖에 되지 않는다고 합니다. 즉, 하루종일 집 안에 있으면 근시가 발병·진행되기 쉬운 환경에 있게 되는 것입니다.

생활양식의 변화에 따라 사람들이 야외에서 보내는 시간은 매년 감소하고 있습니다.

이러한 것이 근시를 진행시키는 환경 요인 중 하나로 여겨지고 있습니다.

그리고 다른 하나로 여겨지는 환경 요인의 변화가 '근업시간의 증가'입니다.

근업(近業)이란 눈과 대상물의 거리가 가까운 상태에서 하는 작업을 말합니다. 거리로 말하면 30cm 이내에서 하는 작업을 말합니다.

이러한 근업이 근시를 악화시킨다는 것이 밝혀졌습니다.

그 메커니즘에 대해서는 다음 장에서 설명하겠습니다만, 근업을 계속하면 안구 자체가 늘어나게 되어 그 결과, 먼 곳을 보려고 해도 초점이 맞지 않게 됩니다. 즉, 근시가 진행되는 것입니다.

❋ 스마트폰에 의한 '근업시간 증가'로 근시가 악화된다!

근업 시간 증가에 따른 근시의 악화.

이와 관련하여 2008년 전후부터 보급되기 시작한 '스마트폰'의 영향을 무시할 수 없다는 것이 전 세계 안과의사의 공통인식입니다.

왜냐하면, 스마트폰 같은 작은 디지털 디바이스가 우리에게 근업을 강요하기 때문입니다.

우리는 스마트폰 같이 작은 것을 볼 때 잘 보려고 눈을 가까이 가져갑니다(노안이 있는 사람은 반대이지만). 이처럼 보려고 하는 대상이 작으면 작을수록 대상물과 눈의 거리는 필연적으로 가까워집니다. 즉, 근업이 발생하는 것입니다.

참고로 눈과의 거리는 컴퓨터 화면은 대략 40cm, 책은 30cm, 스마트폰은 20cm라는 것이 일반적입니다. 눈에서 20cm라는 초근거리에서 보는 스마트폰의 세계적인 보급이 근시 인구의 급증에 박차를 가하고 있다고 생각됩니다.

2022년 대만 Shown Chwan 기념병원 Yang 의사 연구팀이 실시한 장기간에 걸친 대규모 역학연구 결과에서 디지털 디바이스에 의한 근업으로 근시가 진행된다는 것이 보고되었습니다.

연구팀이 2014년부터 5~6세의 미취학 아동을 대상으로 한 조사에 따르면,

● 1일 1시간 이상 스크린타임으로 근시가 진행된다는 것이 밝혀졌습니다.

즉 근업을 강요하는 스마트폰 등의 작은 디지털 디바이스를 매일 1시간 이상 계속 사용함으로써 근시가 진행된다는 것입니다.

또한 2021년 신종 코로나바이러스 감염증 확대 당시, 중국의 '제로 코로나 격리 정책'하에 아동의 근시 진행 상황을 보고한 Mingming Ma 의사 등의 논문이나, 2021년에 중국의 Liangde Xu 의사 등이 '격리 정책 하에서의 행동 변용이 근시 진행에 미치는 영향'을 보고한 논문에 따르면,

● 스크린타임 시간에 비례하여 근시가 진행된다고 되어 있습니다.

근시는 1시간 이상의 스크린타임으로 인해 진행되며, 스크린타임이 길어지면 길어질수록 심각해진다는 것입니다.

'스크린타임'이란 'TV, 컴퓨터, 태블릿, 스마트폰, 비디오게임 등 다양한 디지털 디바이스를 시청하는 시간'을 의미합니다. 하지만 최근의 근시에 관한 연구논문에서는 '디지털 디바이스를 사용한 근업 시간'이라는 의미로 이용됩니다.

즉, 근업을 강요하는 작은 디지털 디바이스 사용을 매일 1~2시간 계속함으로써 근시가 진행한다는 것이 밝혀진 것입니다.

나아가 2022년 개최된 일본근시학회에서 이 점에 관한 흥미로운 화제가 제공되었습니다.

학회에서 '연령', '시기', '출생률'로 나누어 시력을 분석한 결과, 태어난 해가 최근일수록 근시 환자의 수는 증가하고 있다는 결과가 나타났습니다. 또한 2007년부터 2008년 이후 태어난 연령대에서 근시가 현저하게 증가하고 있다는 것도 밝혀졌습니다.

참고로, 최초의 스마트폰인 'iPhone'이 미국에서 발매된 것은 2007년입니다. 일본에서의 발매는 그다음 해인 2008년이고, 같은 해 'Android' 단말기도 발매되었습니다. 즉, 일본에서는 2008년부터 급속히 스마트폰이 보급되었다는 것인데, 이러한 사건과 일본근시학회에 의해 보고된 근시 증가 세대의 출현이 확실히 연결되어 있다는 것입니다.

즉 근시와 스마트폰에 의한 스크린타임 증가의 관련성이 농후하게 보인다는 의미입니다.

초등학생은 3시간, 중학생은 4시간, 고등학생은 5시간 스마트폰을 만지고 있다

그렇다면, 젊은 세대의 1일 스크린타임은 어느 정도일까요?

일본 내각부의 '청소년의 인터넷 이용 환경 실태조사'(2020 · 2021년)에 따르면, 2016년도 평일 기준 평균 이용 시간은 초등학생[10세 이상]이 93.4분(약 1시간 33분), 중학생은 138.3분(약 2시간 18분), 고등학생은 207.3분(약 3시간 27분)이었습니다.

그러나 2021년에는 초등학생[10세 이상]은 207.0분(약 3시간 27분), 중학생은 259.4분(약 4시간 19분), 고등학생은 330.7분(약 5시간 31분)이 되었습니다. 즉 전 연령대에서 약 2시간씩이나 사용 시간이 길어진 것입니다[그림1-2]

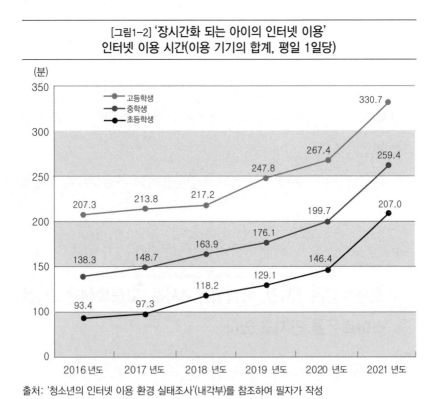

[그림1-2] '장시간화 되는 아이의 인터넷 이용'
인터넷 이용 시간(이용 기기의 합계, 평일 1일당)

출처: '청소년의 인터넷 이용 환경 실태조사'(내각부)를 참조하여 필자가 작성

더구나 이것은 평균치이기 때문에 근시인 아이에게 초점을 맞추어 조사하면 이용 시간은 더욱 증가할 것이라고 생각됩니다.

또한 이 조사(2021년도)에 따르면, 스마트폰을 가지고 있는 비율은 초등학생[10세 이상]이 63.3%, 중학생은 91.1%, 고등학생은 99.3% 였습니다.

자기 전용 스마트폰을 가지고 있지 않은 아이라도 부모와 공용으로 스마트폰을 이용하고 있으며, 10세 이하 아이의 경우에도 77.8%가 그런 방식으로 스마트폰을 접하고 있다는 것이 밝혀졌습니다.

즉, 아이의 거의 80% 이상은 스마트폰을 사용하고 있다는 것입니다.

❊ '코로나19 외출 억제'로 더욱 악화된 시력

그런데 [그림1-2]의 그래프를 보면 2020년도부터 2021년도에 걸쳐 급격히 인터넷 이용 시간이 길어졌다는 것을 알 수 있습니다. 이 사이에 도대체 무슨 일이 있었던 것일까요?

그렇습니다. 코로나19로 인한 외출 억제가 있었습니다.

'스마트폰에 의한 근업 시간 증가로 인해 근시가 악화 된다.'

내가 이것을 강하게 실감한 것은 바로 코로나19에 의한 외출 억제가 계기였습니다.

첫 번째 긴급사태 선언이 나온 것은 2020년 봄입니다. 이후 자숙

분위기 속에서 많은 사람이 외출을 삼가고 집안에 틀어박히는 시기가 오랫동안 지속되었습니다.

그러자 같은 해 가을 무렵부터 클리닉에 찾아오는 환자 중에 눈의 피로와 이상을 호소하는 사람이 증가하였습니다. 물론 그런 증상을 호소하는 환자는 이전에도 있었지만, 그 비율은 결코 많지 않았고 많아야 전체의 십몇 퍼센트 정도였습니다.

그런데 외출 억제 생활이 반년을 지났을 무렵부터 이런 환자가 점점 증가하기 시작하여 지금은 환자 4명 중 1명은 눈의 피로와 이상을 호소합니다.

실제로 민간 조사회사가 '긴급사태 선언 전후의 스마트폰 이용 시

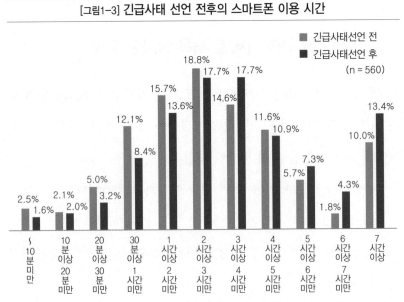

[그림1-3] 긴급사태 선언 전후의 스마트폰 이용 시간

출처: '2020년 스마트폰 의존 및 보행 중 스마트폰에 관한 정점조사'(MMD연구소)

간'에 대한 설문조사를 실시한 결과, '3시간 이상 4시간 미만'부터 '7시간 이상'까지의 대부분 구간에서 긴급사태 선언 후에 1일당 이용 시간이 증가했습니다[그림1-3].

즉 많은 사람이 외출을 자제하는 생활로 인해 보다 오랜 시간을 스마트폰에 할애하게 되었습니다.

그 결과 눈의 피로와 이상을 느끼는 사람이 급증한 것입니다.

눈의 이상을 호소하고 있는 것은 성인뿐만이 아닙니다.

같은 해 여름방학 이후 클리닉을 방문한 아이들의 눈을 보면 놀랄 정도로 근시가 진행되어 있었습니다.

사실, 이듬해인 2021년 3월 도쿄도(東京都)교육청이 발표한 '아동·학생의 인터넷 이용 상황 조사'(2020년도)에 따르면, 인터넷 사용으로 초등학생의 경우에는 18.5%, 중학생의 경우에는 35.3%, 고등학생의 경우에는 38.1%가 '눈이 나빠졌다'는 것을 느낀다고 대답하였습니다.

나아가, 2021년의 골든위크(*역자 주: 4월 말 5월 초에 걸친 약 1주일간의 일본의 황금연휴) 이후 무렵부터 안과에서 처음 진찰받는 아이도 초기를 지나 중등도 정도의 근시가 발병한 경우가 드물지 않았습니다. 이는 지금까지 경험하지 못했던 양상입니다.

❊ 2021년 시력 '1.0' 미만인 초·중학생이 과거 최다로

문부과학성이 시행한 학교보건통계조사에도 이 영향은 나타나고 있습니다.

그때까지도 나안(裸眼) 시력이 '1.0'을 밑도는 아이의 비율은 해마다 증가하는 경향이 있었지만, 2021년의 조사에서는 나안 시력 '1.0' 미만의 비율은 초등학생이 36.87%, 중학생이 60.28%로 초·중학생 모두 과거 최다에 이르렀습니다[그림1-4].

[그림1-4] '나안시력 1.0 미만인 사람'의 비율 추이

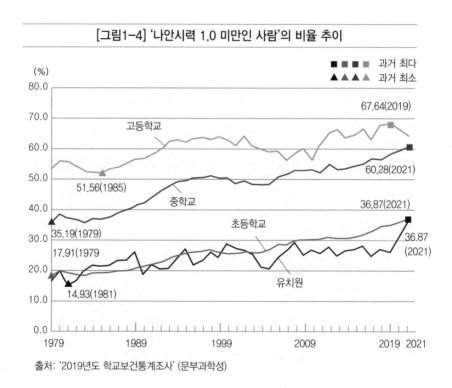

출처: '2019년도 학교보건통계조사' (문부과학성)

또한 같은 해에 중국에서 발표된 아동의 'Quarantine Myopia(격리근시)'에 관한 보고에서도 비슷한 결과를 보였습니다. 'Quarantine Myopia'란 안과의사도 익숙하지 않은 용어인데, 간단히 말해 코로나19 팬데믹으로 외출이 억제되어 진행된 근시를 말합니다.

School of Chemistry and Materials Science의 Mingming Ma 교수 등의 보고에 따르면, 7세부터 12세 어린이들의 야외활동이 줄어들고 디지털 디바이스를 이용한 스크린타임이 증가함으로써 이들의 근시가 현저하게 진행되고 있다고 합니다.

이러한 최신 연구 결과를 보고, 제가 느꼈던 것은 역시 디지털 디바이스, 특히 스마트폰을 이용한 스크린타임이 근시 진행에 미치는 영향이 크다는 것입니다.

▨ 어린 시절의 근시가 원인이 되어 '실명 캐스케이드'로 굴러 떨어진다

우리 클리닉에 찾아오는 아이들의 갑작스런 근시 급증에 위기감을 가진 저는 같이 온 부모님께 "자녀의 눈은 급격히 근시가 진행되고 있습니다. 지금 바로 근시 진행을 억제할 대책이 필요합니다."라고 진료실에서 매번 강하게 호소합니다.

하지만 대개의 경우, "아, 그런가요."라는 덤덤한 반응이 돌아올 뿐입니다. 분명 '근시 정도는 누구나 가지고 있다. 대단한 문제가 아니다'라고 생각하고 있을 것입니다.

하지만 일본인의 '실명 원인' 5위는 근시가 진행하여 발병하는 '강도근시'입니다.

덧붙여 말하면, 1위인 '녹내장'과 4위인 '황반변성증' 발병도 근시와 강한 관계가 있음이 지적되고 있습니다[그림1-5]

[그림1-5] 실명 원인 상위 5가지

《〈시각장애인 수첩 교부의 원인 질환〉》	
1위	녹내장
2위	당뇨병망막증
3위	망막색소변성
4위	황반변성증
5위	**강도근시**

출처: '망막맥락막 · 시신경위축증에 관한 연구 2005년도 총괄 · 분담연구보고서 42. 일본의 시각장애 현황'

이것이 무슨 의미인가 하면, 어릴 때 발병한 근시가 오랜 시간에 걸쳐서 진행되어 결국 실명으로 이어진다, 즉, 아이 때의 근시를 원인으로 실명 캐스케이드에 굴러 떨어진다는 것입니다.

사실 바로 여기에 '실명 팬데믹'의 본질이 있습니다.

강도근시와 녹내장 등 실명에 이르는 안질환은 중·노년이 되어 갑자기 발병하는 것이 아닙니다.

환자는 50대, 60대가 되어 "갑자기 앞이 보이지 않아요."라고 하면서 클리닉을 찾아오지만, 이러한 질병은 아이 때 발병한 근시를 출발점으로 하여, 오랜 시간에 걸쳐 서서히 진행된 결과로 인해 발병한 경우입니다.

그런 의미에서 강도근시와 녹내장은 당뇨병이나 뇌졸중과 마찬가지로 '생활습관병'이라 할 수 있다고 생각합니다.

어릴 때부터 시작한 시력 악화를 나이가 들고나서 어느 날 갑자기 '인식'하는 것입니다.

아이들의 근시 급증이 몇 년 후, 몇 십 년 후에 엄청난 수의 실명 환자 발생으로 이어진다 – 이것이 실명 팬데믹의 정체입니다.

스마트폰은 그 시작인 아이의 근시 발병·진행에 박차를 가하고 있고, 나아가 어른의 근시 진행 역시 가속화하고 있습니다.

▨ 100세 인생 시대 '스마트폰 육아'의 위험성

스마트폰을 장시간 계속 사용하여 근시를 발병하는 연령이 빨라지면 빨라질수록 실명에 이르는 연령도 빨라지고 실명에 이르는 환자의 숫자도 증가합니다.

지금은 '인생 100세 시대'. 초장수 시대를 사는 우리들 가운데 실명한 상태로 50년, 60년이라는 긴 여생을 보내게 되는 사람들이 앞으로 점점 늘어날 것입니다. 당신과 당신의 가족도 물론 예외는 아닙니다.

우려해야 할 것은 아이들입니다.

'아이들의 인터넷 이용에 대해 생각하는 연구회'가 2016년에 시행한 미취학 아동 인터넷 이용에 관한 조사에 따르면, 1세 아이의 40%, 3세 아이의 60%가 스마트폰 등 정보통신기기를 이용한 경험이 있습니다. 그 빈도에 대해서도 '매일'이 약 20%, '거의 매일'이 30%나 있습니다.

스마트폰을 보고 있는 동안은 아이가 얌전하기 때문에 부모는 '스마트폰 육아'를 하는 경향이 있습니다. 하지만 이러한 습관이 100세 인생 시대를 사는 아이의 눈을 실명에 빠뜨릴지도 모릅니다.

초중고생의 장시간 스마트폰 이용에 대해서도 물론 같은 이야기를 할 수 있습니다.

그러한 사실을 부모가 모르고 있다면 이는 아이를 실명으로 밀어넣게 되는 것입니다.

✖ 세계적인 경제 손실 우려

만일 이대로 사람들의 근시가 진전되어 2050년에 세계 인구의 10%가 실명 팬데믹에 빠질 경우, 공중위생과 사회보장 유지를 위해서 적어도 2020억 달러가 필요하고 이에 따른 경제 손실은 최대 약 1440조 엔에 이를 것이라는 예측도 있습니다.

이러한 사태를 우려하여 중국에서는 이미 약 20억 엔의 거액을 투자하여 5가지 근시 연구 거점을 설립하고 최첨단 근시 연구에 착수하고 있습니다. 특히 근시 문제가 심각한 중국의 도시 지역에서는 실명 원인의 1위가 '근시'라고 여겨지고 있어 상당한 위기감을 가지고 대책을 추진하고 있는 듯합니다.

오스트레일리아와 대만에서도 역시 거국적으로 선진적인 근시 연구가 진행되고 있습니다.

안타깝게 일본의 경우는 현재 뒤처져 있는 상황이지만, 우리 한 사람 한 사람이 자신을 위해, 그리고 소중한 사람을 위해 할 수 있는 근시 대책이 있습니다.

근시의 발병·진행에 관해서는 유전도 관계있지만, 앞서 언급하였듯이 생활습관이 미치는 영향 또한 강하기 때문입니다.

근시가 생활습관에 의해 진행된다는 것은 생활습관을 개선하면 진행을 막을 수 있다는 것입니다.

이 책에서는 이제부터 그 방법을 안과적인 지식과 더불어 행동경제학을 통해 이야기해 나가겠습니다.

- 제 2 장 -

'스마트폰'과
'근시'

이 장에서는 근시의 발병·진행 원인이 되고 있는 '근업시간의 증가'와 이 책의 주제인 '스마트폰'과의 관계에 대해 살펴보겠습니다.

이것을 앎으로써 왜 전 세계 안과의사의 다수가 '실명 팬데믹'의 그늘에 스마트폰의 존재가 있다고 생각하는지 그 이유를 알 수 있을 것입니다.

사람 눈의 구조

애초에 근업시간이 증가하면 왜 근시가 되는 것일까요?

[그림2-1] 인간 눈의 구조

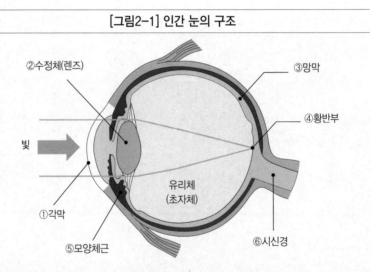

① '각막'에서 빛을 받아들이고, ② '수정체(렌즈)'에서 빛을 굴절시키고. ③ '망막'에 상(像)을 투영합니다. 망막에는 색·모양·밝기 등을 구분하는 시세포가 밀집해 있습니다 ④ '황반부'가 있고 거기에 초점이 맞춰진 상이 투영되도록 수정체의 두께를 바꿔 주는 ⑤ '모양체근'이라는 근육이 있습니다. 황반부에 투영된 상은 전기신호로 변환되어 ⑥ 시신경을 통해 뇌에 보내집니다. 이 전기신호를 뇌가 인식함으로써 '보이게' 됩니다.

그것을 이해하기 위해서 사람의 눈 구조를 간단히 설명하겠습니다.

우리 눈은 렌즈 역할을 하는 '각막'과 '수정체'로 빛을 굴절시켜 색·모양·밝기 등을 감지하는 '망막(황반부)'에 초점이 맞춰진 상(像)을 투영합니다. 황반부에 초점이 맞추진 선명한 상(像)을 투영할 수 있으면 '잘 보인다!'고 느끼게 되는 것입니다[그림2-1].

황반부에 초점이 맞는 화상(畵像)을 투영하기 위해서 활약하는 것이 수정체입니다. 수정체는 가까운 곳을 볼 때는 부풀어서 두꺼워지고, 먼 곳을 볼 때는 가늘고 얇아집니다. 수정체의 두께를 바꿈으로써 가까운 곳에도, 먼 곳에도 초점을 맞출 수 있는 구조입니다.

이 수정체의 두께를 바꿔 주는 것이 '모양체근(毛樣體根)'이라는 근육입니다. 모양체근이 느슨해지거나 긴장함으로써 수정체의 두께가 바뀝니다.

우리가 근업 –30cm 이하의 '초근거리'에서 사물을 볼 때는 이 모양체근이 한껏 긴장하여 수정체를 두껍게 합니다. 이렇게 함으로써 가까운 곳에 초점이 맞는 것입니다[그림2-2].

치료할 수 있는 '가성근시'와 치료할 수 없는 '축성근시'

하지만, 장시간 스마트폰을 보는 등 근업을 계속하면 모양체근이

[그림2-2] 먼 곳을 볼 때, 가까운 곳을 볼 때

[먼 곳을 볼 때]

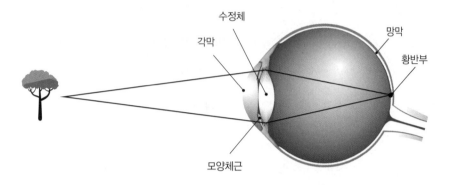

[가까운 곳을 볼 때]

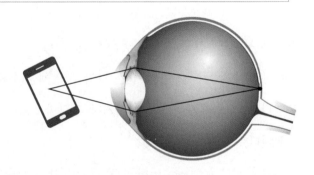

먼 곳을 볼 때는 수정체를 지탱하고 있는 모양체근이라는 근육이 느슨해져 수정체가 얇아집니다. 그렇게 함으로써 망막 상의 황반부에 초점이 맞는 상을 투영할 수 있습니다.
가까운 곳을 볼 때는 모양체근이 긴장하여 수정체는 두꺼워집니다. 그러면 황반부에 초점이 맞는 상을 투영할 수 있습니다.

긴장하고 굳어져서 일시적으로 수정체가 부풀어진 상태가 됩니다. 이 경우 가까운 곳에 초점이 맞춰진 상태가 되기 때문에 먼 곳에 초점이 맞지 않습니다. 즉, 일시적으로 먼 곳이 흐릿하게 보이는 '근시'가 되

는 것입니다. 하지만 모양체근의 긴장이 풀리면 다시 먼 곳에 초점을
맞출 수 있게 됩니다.

이처럼 모양체근의 긴장으로 인해 일시적으로 근시가 되는 것을 '
가성근시(假性近視)'라고 합니다. '가성'이기 때문에 이 단계에서 적
절한 투약 치료를 하거나, 장시간 가까운 곳을 계속 보는 생활 습관을
개선하면 시력을 회복할 수 있습니다.

문제는 가성근시 상태를 넘어 더욱 장시간 근업을 계속하면 '안축장
(眼軸長)'이 점점 길어지게 됩니다.

안축장이란 '각막'에서 '망막(황반부)'까지의 길이를 말합니다[그림
2-3].

[그림2-3] 안축장과 축성근시

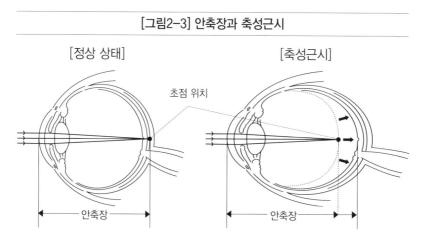

'각막' 끝에서부터 망막 상의 '황반부'까지가 '안축장'. 성인의 경우 24mm 전후. 이것보다 몇 분의
1mm라도 길면 '축성근시'가 된다. 안축은 길어지면 두 번 다시 원래로 돌아가지 않는다. 즉, 축성 근
시가 발병하면 기본적으로 치료 할 수 없게 된다.

일본인 성인의 경우 안축장의 평균은 24mm 전후입니다. 이것보다 몇 분의 1mm라도 길어지면 망막보다 앞쪽에 초점이 맞춰지게 되어 먼 곳이 흐릿하게 보이는 '근시'가 됩니다. 이처럼 안축장이 길어지게 된 결과로 일어나는 근시를 '축성근시(軸性近視)'라고 합니다.

축성근시가 되면 치료를 할 수 없습니다. 왜냐하면 한 번 길어진 안축장은 현재의 의료로는 두 번 다시 원래로 돌릴 수 없기 때문입니다. 이 책의 주제인 '스마트폰 실명'을 일으키는 것이 이 축성근시입니다.

░ 왜 '근업'을 계속하면 축성근시가 되는가?

그런데 근업을 계속하면 왜 안축이 길어져서 축성근시가 되는 것일까요?

사실 원인은 현재 확실하게 밝혀지지 않았습니다.

생각할 수 있는 원인에 대해서는 여러 설이 있는데, '조절래그 가설', '축외수차(軸外收差)이론'의 2가지가 유력하다고 생각되고 있습니다.

'조절래그'라는 것은 본래 망막(황반부)에 있어야 하는 초점의 위치가 망막의 안쪽으로 어긋나 있는 것을 말합니다. 그 때문에 본래의 망막에는 흐릿한 화상(畫像)만 보내지게 됩니다. 이 상태를 해소하기

[그림2-4] '조절래그 가설'이란

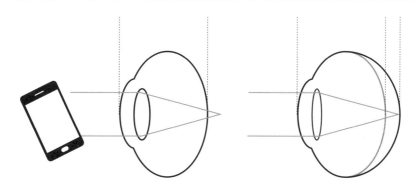

30cm 이하의 거리에서 사물을 보는 근업이 계속되면 모양체근과 수정체에 구비된 '조절' 기능이 점차로 저하하여 망막 상의 황반부에 초점이 맞지 않는 화상이 투영되게 됩니다. 이 '조절래그' 상태가 오래 계속되면 안축장을 길어지게 하여 망막을 뒤로 밀어서 황반부에 또렷한 화상을 보내고자 한다고 생각됩니다.

위해 안구가 안쪽으로 길어짐으로써 근시가 되는 것이 아닐까라는 것이 '조절래그 가설'입니다[그림2-4].

'조절래그 가설'은 시력에서 가장 중요한 황반부에 초점이 맞지 않는 상이 투영되기 때문에 안축장이 길어진다는 생각입니다.

이에 비해 '축외수차 이론(軸外收差 理論, 주변부의 원시성 초점 오차)'은 황반부와 떨어져 있는 망막에 초점이 맞지 않는 상이 계속 투영되기 때문에 그 결과 안축장이 길어진다는 생각입니다.

보통의 안경이나 콘택트렌즈로는 황반부에 초점이 맞는 화상이 투영되지만, 황반부를 벗어난 곳에서는 또렷한 화상이 망막에 닿지 않기 때문에 안경이나 콘택트렌즈로는 안축장의 신장을 충분히 억제할 수 없는 것입니다.

어떤 가설이 정확한지는 모르고, 혹은 이 이외의 설이 맞을 가능성
도 있지만, 여기서 중요한 것은 '근업에 의해 망막에 초점이 맞지 않
는 화상이 계속 투영되면 안구가 길어진다'는 것입니다.

▓ '축성근시'의 악화가 '병적근시'를 일으킨다

축성근시가 진행되면 안구가 점점 가늘고 길어져 간다....

이 이야기를 하면 환자 중 다수가 "안구라는 게 길어지나요!?"라며
매우 놀랍니다.

아마 당신도 흠칫하지는 않았나요?

그렇습니다. 길어집니다.

원래는 탁구공 같이 둥글었던 안구는 축성근시가 진행될 때마다 점
점 가늘고 길어져 갑니다. 근시는 진행 정도에 따라 '경도근시', '중등
도근시', '강도근시'로 나눌 수 있는데, 가장 정도가 심한 강도근시가
될 무렵에는 럭비공 같은 모양이 되어버립니다.

이렇게 되면 늘려진 안저에 부담이 걸려 다양한 병태를 일으키게
됩니다[그림2-5].

예를 들어 안구 후방의 일부가 볼록하게 돌기 모양으로 튀어나오
는 '후부포도종'.

[그림2-5] 병적근시 발병의 메커니즘

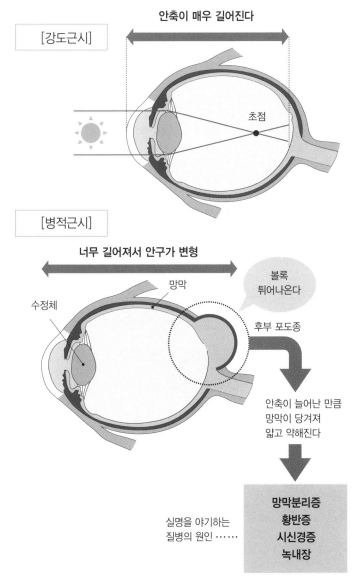

안축이 매우 길어진다

[강도근시]

초점

[병적근시]

너무 길어져서 안구가 변형

망막

볼록
튀어나온다

수정체

후부 포도종

안축이 늘어난 만큼
망막이 당겨져
얇고 약해진다

실명을 야기하는
질병의 원인 ……

**망막분리증
황반증
시신경증
녹내장**

축성근시가 진행돼 '강도근시'가 될 무렵에는 안구는 럭비공같이 가늘고 길게 변형된 상태이다. 여기서 더 진행되면 안구와 안저에 다양한 이상이 일어나는 '병적근시'가 된다.

안구가 너무 길어져서 당겨진 망막이 찢어져 버리는 '망막분리증'.

시력의 중심인 황반부에 장애가 나타나는 '근시성 황반증'과 '황반위축'.

눈에서 뇌로 영상신호를 보내는 시신경이 장애를 일으키는 '시신경증' 등.

이처럼 축성근시 진행에 따라 다양한 이상이 생기는 상태가 '병적근시(病的近視)'입니다.

병적근시 중에서도 특히 무서운 것이 황반부와 시신경의 손상입니다. 이곳에 장애를 입으면 시력 회복이 곤란하여 최종적으로는 실명에 이르기 때문입니다.

또한 시신경증의 합병증으로 '녹내장'이 발병하기 쉬워지는데, 이것도 실명으로 이어지는 질병입니다. 근업을 장기간 계속함으로써 이러한 장애·질병이 생길 가능성이 높아집니다.

❊ 아이의 안축장이 길어지고 있다!

병적근시의 방아쇠가 되는 축성근시는 아이의 키가 부쩍 커지는 '성장기'에 급속히 진행됩니다.

당신도 초등학교 고학년부터 중학생이 되었을 무렵에 갑자기 안경을 쓰기 시작하는 동급생이 늘었다는 것을 기억하실 겁니다. 이 시기는 키의 성장에 비례라도 하듯 안축도 점차 길어집니다. 즉, 성장기라는 것은 안축의 성장기이기도 한 것입니다.

원래 안축이 길어지기 쉬운 성장기에 장시간 근업을 하면 안축이 필요 이상으로 길어지게 된다는 사실을 여기까지 읽은 당신은 아실 거라 생각합니다.

참고로 사람의 안축장은 출생 직후에는 17mm 전후인데, 1세에 20mm, 6세에 22mm, 성인이 되면 24mm 전후가 되는 것이 정상적인 발달입니다. 하지만 성장기에 장시간 근업을 계속하면 안축은 24mm를 넘어 계속해서 길어지게 됩니다. 이 상태가 '축성근시'입니다.

그런데 현재 많은 아이들이 성인이 되기 훨씬 전인 초중학생 단계에서 안축장이 24mm를 넘고 있습니다. 즉, '축성근시'를 발병하고 있다는 것입니다.

다음 페이지의 그래프는 2020년도에 문부과학성이 시행한 '아동학생의 근시 실태 조사'에서 아이의 '안축장'을 추출한 것입니다[그림2-6].

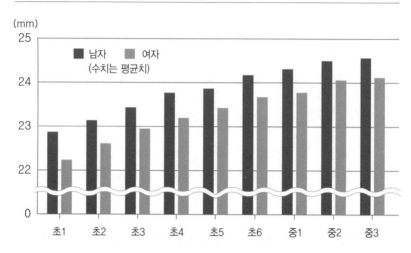

[그림2-6] 초중학생의 '안축장' 조사 결과 (2020년)

(mm)

■ 남자 ■ 여자
(수치는 평균치)

초1 초2 초3 초4 초5 초6 중1 중2 중3

남자의 경우는 초6에서 성인 평균인 24mm를 넘고 있다. 여자의 경우는 중2에서 마찬가지로 성인 평균인 24mm를 넘고 있다. 성장기에 안축장이 이미 24mm에 달하는 것은 앞으로도 안축장이 길어진다는 것, 즉 축성 근시가 악화될 가능성이 높다는 것이다.

출처: '2021년도 아동 학생의 근시 실태조사' (문부과학성))
https://www3.nhk.or.jp/news/html/20220623/k10013684861000.html

일본 전국 각지의 초·중학생 8,600명을 대상으로 한 이 대규모 조사에서 초등학교 6학년의 경우, 거의 성인 평균인 24mm 전후에 달하고 있는 것이 밝혀졌습니다. 초등학교 6학년의 평균은 남자가 24.22mm, 여자가 23.75mm 였습니다. 이처럼 어린 나이에 축성 근시가 발병하고 있습니다. 즉, 축성근시가 저연령화하고 있다는 것입니다.

참고로 중학교 3학년의 경우에는 남자가 24.61mm, 여자가 24.18mm로 안축장은 더욱 길어졌습니다.

초6, 중3이면 성장기의 한 가운데이기 때문에 키도 크고, 그에 따라 안축장도 1~2mm는 길어지겠지요.

중3 때 24mm가 넘는 안축장이면 근시 정도로는 아마 중등도라고 생각되지만, 성장하여 성인이 될 무렵에는 틀림없이 강도근시가 됩니다.

초6 때 24mm를 넘는다면 사태는 더 심각합니다. 중3 아이들보다 성장기가 길게 남았기 때문에 성인이 될 무렵에는 정도가 더욱 심한 강도근시가 될 가능성이 높습니다. 즉, 실명 리스크가 훨씬 커진다는 것입니다.

▒ 진료실에서도 스마트폰을 놓지 않는 아이들

이렇게 아이들의 안축장이 급속히 길어지고 있는 원인은 몇 번이나 이야기했듯이 바로 스마트폰입니다.

우리 클리닉에 찾아오는 아이들만 보아도 스마트폰을 이용하는 시간이 매년 증가하고 있다는 인상이 있습니다. 더구나 아이들의 스마트폰 이용률, 나아가 스마트폰 의존도가 놀라울 정도로 높습니다.

우리 클리닉 외래진료에는 매년 신학기부터 여름방학까지 학교 건강검진을 실시하는데, 나안시력이나 교정시력이 '1.0' 미만으로 진단받은 아이들이 많이 찾아옵니다.

하지만 6~7세 아이들의 경우, 아직 회복 가능한 가성근시인 경우도 많아 축성근시가 의심되는 아이는 소수입니다. 그렇기 때문에 이 시점에서 근업시간을 줄이거나 모양체근의 작동을 일시적으로 느슨하게 하는 점안약을 사용하는 등 근시 대책을 철저하게 지키면 근시 진행은 막을 수 있습니다.

하지만... 안타깝게도 대기실에 앉아 있는 아이들의 손에는 이미 스마트폰이 꽉 쥐어져 있습니다. 아이들은 게임과 YouTube 동영상에 열중하고 있어 머리를 완전히 앞으로 숙이고 그저 스마트폰 화면을 응시하고 있습니다.

그런 아이를 보아도 부모가 주의를 주는 경우는 전혀 없습니다. 부모 입장에서는 아이가 스마트폰에 열중하고 있는 동안은 얌전하게 앉아 있어 주니까 스마트폰은 최고의 베이비시터라는 느낌일 것입니다. 애초에 나란히 앉아 있는 부모님도 스마트폰에 열중하고 있습니다. 누구나가 작은 스마트폰에 눈을 가까이 대고 지그시 응시하고 있는 것입니다.

더욱 걱정되는 부분은 스마트폰을 든 아이들이 진료실에 들어온 후에도 스마트폰을 손에서 놓지 않는 것입니다. 이는 최근 5~6년 사이에 나타난 광경으로, 제가 개원했던 10년 전에는 볼 수 없었습니다.

태어났을 때부터 부모님이 소유한 스마트폰에 익숙해진 아이들에게 스마트폰을 들고 있는 것은 매우 자연스러운 일일 것입니다.

부모님의 입장에서도 자신의 아이가 항상 스마트폰을 손에 들고 있는 것은 아주 당연한 모습인지, 제가 "진찰할 거니까 자녀분의 스마트폰을 맡아 주세요"라고 부탁을 하면, "어, 스마트폰 가지고 있으면 안 되나요?"라고 대답하는 부모님도 있습니다. 이런 부모님의 자녀는 누가 스마트폰을 좀 맡아주려고 하면 필사적으로 저항합니다. 항상 가지고 있는 스마트폰을 손에서 놓는 것이 불안한 것 같습니다.

그럼에도 부모님이 반강제적으로 스마트폰을 뺏어 가면 아이는 마치 "이 의사 때문에 스마트폰을 빼앗겼다!"라는 듯한 표정으로 진찰에 비협조적으로 행동합니다.

저에게는 이런 아이들의 모습이 스마트폰에 의한 '실명 캐스케이드'의 흐름에 완전히 빠져 있는 것처럼 보입니다.

▦ 어른이 되어도 안축장의 신장이 멈추지 않는다!

문제는 아이뿐만이 아닙니다.

어른의 안축장도 길어지고 있다는 것이 최근의 조사에서 밝혀졌습니다.

과거에는 '성장기가 끝나는 20대 전반 정도면, 근시의 진행이 멈춘다.'는 것이 안과의 상식이었습니다.

저 역시 고등학교 2학년 때 쯤 근시가 나타났지만, 20세를 지날 무렵 키의 크기가 멈춤과 동시에 근시의 진행도 멈춘 것으로 생각합니다. 벌써 40년 가까이 지난 과거의 이야기지만, 당시 공부를 게을리했다는 점, 그리고 지금과 달리 스마트폰이 없었던 점에서 성장기에 근업을 많이 하지 않은 것이 결과적으로 좋았다고 생각합니다.

그런데 최근에는 성장기가 끝나고 성인이 된 후에도 안축장의 신장이 멈추지 않아 축성근시가 악화되는 사례가 나타났습니다.

2008년 미국에서 개최된 안과학회에서는 평균 연령 30세에 중등도의 근시를 가진 사람을 5년 후에 검사한 결과, 평균적으로 0.3mm 정도 안축장이 길어져 있었던 사례가 보고되었습니다.

"안축장이 단지 0.3mm 길어진 것쯤이야 대단한 문제가 아니지 않나?"

이런 의견도 들리는 것 같은데, 사실 30세가 넘어도 이처럼 안축장이 길어져 근시가 진행된다는 것은 종전의 안과 상식으로는 생각할 수 없는 사태입니다.

▒ 성장기에 진행되는 축성근시가 '스마트폰 실명'의 방아 쇠로

앞서 언급하였듯이 안축장이 길어져 축성근시가 진행되고, 강도근시가 되면, 실명에 이르는 여러 가지 눈의 질병을 일으키는 병적근시까지는 단 한 걸음 남습니다.

　병적근시가 발병하는 것은 대개 50대 이후의 이야기이지만, 그 출발점은 아이 때 시작된 근시라는 것을 우리는 잊어서는 안 됩니다. 이것은 결국 축성근시의 저연령화가 진행되면 될수록 장차 실명에 이르게 하는 병적근시를 발병하는 사람의 수도 증가한다는 것입니다.

　그리고 축성근시의 저연령화를 가속화 시키는 것이 근업의 대명사라고도 할 수 있는 '스마트폰'입니다. 왜냐하면 스마트폰의 등장으로 우리는 모든 것을 '근업'으로 하게 되었습니다. 또 스마트폰에는 강력한 의존성이 있어서 늘 보게 되기 때문입니다.

░ 스마트폰의 등장으로 모든 것이 '근업'으로

　스마트폰이 보급되기 전까지는 근업을 하려고 하면, 그것이 가능한 장소까지 일부러 이동할 필요가 있었습니다.

　예를 들어 TV를 보려고 하면 TV가 놓여 있는 방에 가지 않으면 안 되었고, 게임을 하려고 하면 게임방에 가거나 게임기를 연결한 TV가 있는 방에 가지 않으면 안 되었습니다. 컴퓨터로 무언가 검색하려면 컴퓨터를 설치한 장소에 가지 않으면 안 되었고, 책을 읽고자 한다면 책을 사러 서점에 가거나 도서관에 가서 우선은 책을 입수해야 했습니다.

즉, 특정 장소에 가기 전까지는 근업 대상을 접할 수 없었던 것입니다. 하지만 스마트폰이 보급된 지금은 다릅니다.

TV나 동영상은 주머니에서 꺼낸 스마트폰으로 그 자리에서 볼 수 있고, 게임도 어디서나 즉시 플레이할 수 있습니다. 무언가 검색하는 것도 컴퓨터를 사용하지 않고 바로 할 수 있으며, 책도 원하는 시간에 다운로드해서 읽을 수 있습니다. 작은 화면에 한껏 눈을 가까이 들이댄 상태에서.

그렇습니다. 스마트폰 보급에 의해 우리는 TV 시청, 영화 감상, 게임, 인터넷 검색, 독서 등을 빈번하게 근업으로 하게 되었습니다. SNS 등에 의한 커뮤니케이션도 그렇고, 물건 사기도 그렇습니다.

지금은 근시 악화를 조장하는 도구를 누구나 주머니 또는 가방에 가지고 다니게 되었습니다. 스마트폰 보급으로 우리는 모든 근업을 가능하게 하는 도구를 몸에 늘 지니고 다닐 수 있게 된 것입니다.

그리고 이것이 미래 우리에게 '실명'이라는 터무니없이 비싼 비용을 강제로 물게 하는 것입니다.

※ 당신의 근시는 어느 정도 진전되어 있는가?

그런데 여기까지 읽으면 '나와 내 가족의 근시는 어느 정도 진전되어 있을까?' 어쩐지 걱정되지 않습니까?

애초에 안과적으로는 어느 정도부터를 '근시'라고 부를까요? 그리고 어느 정도 근시가 진행되면 축성근시가 되어 병적근시를 발병하기 쉬워지는 것일까요?

이를 알기 위해 필요한 것이 '시력'과 '도수'에 관한 지식입니다.

이 2가지는 일반적으로 혼동되기 쉬운데, 사실은 전혀 별개의 것입니다.

'시력'과 '도수'를 구별할 수 있다면 자신과 가족의 근시가 어느 정도인지 알 수 있으니 부디 여기에서 알아 두도록 합니다.

우선 누구에게나 익숙한 것이 '시력'일 것입니다.

시력이란 사물이 어느 정도 보이는지를 수치화한 것입니다.

시력을 재기 위해서는 학교의 보건실 등에서 익숙한 'C' 같은 모양을 한 란돌트 고리를 이용하여 5m 떨어진 거리에서 어느 정도 보이는지 측정합니다. 학교에서는 칠판의 글씨가 보이는 것이 중요하기 때문에 원방시력에 중점을 둔 이 측정법이 채택되었습니다. 학교 보건에서는 기준시력이 안경이나 콘택트렌즈 등으로 교정한 상태에서 '1.0'이면 문제없다고 간주하고 있습니다.

하지만 시력검사에서는 5m 앞의 마크가 어느 정도 보이지 않는지는 알 수 있어도 그 이유가 근시 때문인지 그 이외의 다른 이유 때문인지는 알 수 없습니다.

그것을 명확히 하는 것이 '도수'입니다.

정확히는 '굴절도수(屈折度數)'라고 하는데, 이것은 시력을 교정할 때 필요한 렌즈의 교정강도(굴절력)를 수치화한 것입니다.

도수의 단위는 '디옵터(diopter)'인데, 안과 등에서는 'D'라고 표기됩니다.

당신도 안과 처방전이나 콘택트렌즈 패키지에 '마이너스 3.25D' 등이 쓰여 있는 것을 본 적이 있을 텐데, 이 D가 디옵터를 말합니다.

정시(正視)를 '0'으로 해서 플러스 쪽으로 가면 원시, 마이너스 쪽으로 가면 근시입니다. 정시란 모양체근이 릴랙스된 상태로, 망막 상에 올바르게 초점이 맞춰져 있는 눈을 말합니다. 대체로 나안시력이

[그림2-7] 디옵터 값과 근시 분류

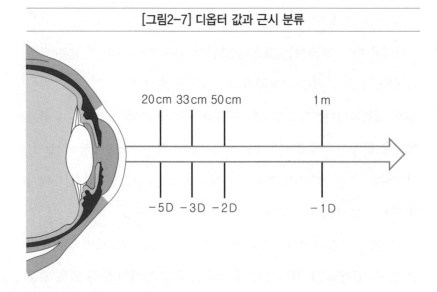

1.0 이상입니다.

디옵터의 단위는 0.25씩 변하는데, 숫자가 클수록 원시나 근시 정도가 높아집니다.

참고로, 근시의 경우 디옵터는 초점을 맞출 수 있는 거리로 결정됩니다. 나안 시력으로 눈앞 1m에 있는 곳에 초점이 맞는다면 '마이너스 1D', 50cm에서 초점이 맞는다면 '마이너스 2D', 약 33cm에서 초점이 맞는다면 '마이너스 3D' 등의 방식입니다[그림2-7].

근시의 정도로 말하면 '마이너스 3D'까지 경도근시, '마이너스 6D'까지는 중등도근시, '마이너스 6D' 이상은 강도근시가 됩니다[그림2-8].

[그림2-8] 디옵터와 근시의 정도

경도근시	-3D까지
중등도근시	-3D ~ -6D
강도근시	-6D ~ -8D
병적근시	대개 -8D보다 더 마이너스

디옵터란 근시·원시·난시의 도수를 나타내는 단위. 근시는 마이너스로 표현된다. 강도근시, 병적근시는 주의가 필요하며 실명에 이를 가능성이 높아진다.

일회용 콘택트렌즈 상자에는 빠짐없이 디옵터가 표시되어 있으므로 갖고 있는 분은 부디 확인해 보십시오. 안경의 경우는 안과나 안경원에 가면 전용 장치로 측정해 줍니다.

참고로, 어린아이는 원래 약간 원시이기 때문에 굴절도수가 마이너스가 아니라 플러스에서도 안축장이 길어지는 경우가 있습니다. 최근에는 가벼운 원시인 플러스 1D부터 안축장이 길어지기 시작하고 있는데, 이때 대책을 시작하지 않으면 점점 근시가 진행된다고 합니다.

만일 학교 건강검진에서 아이의 시력이 떨어지고 있다고 지적받는다면 안과에서 진찰을 받고 시력 교정을 시작하는 게 좋을 것입니다.

▒ '안축장을 측정'하는 노력

다만 원래 근시 진행에 의해 일어나는 안구 자체의 변화 정도를 알기 위해서는 굴절도수 검사와 '안축장검사'를 조합하는 것이 중요합니다.

실제로 최근 유럽과 미국 그리고 중국에서는 아이들의 근시를 관리할 목적으로 시력검사와 굴절도검사뿐만 아니라 안축장검사가 새롭게 도입되고 있습니다. 이를 기반으로 한 근시 대책을 본격화하기 위해서 입니다. 반면 일본은 건강보험 적용 범위 내에서 안축장을 측정할 수 있는 경우는 백내장 수술 전에 하는 검사 때 뿐입니다.

즉, 현재 일본에서는 안축장 측정은 평생 한 번밖에 할 수 없는 것입니다. 안타깝게도 지금 일본 건강보험제도는 개개인의 안축장 측정을 위해 몇 번씩 지원할 수 있는 재력이 없는 실정입니다.

물론, 검사 대금 전액을 본인이 부담하면 몇 번이고 측정할 수 있습니다. 하지만 1회 측정에 1만엔 정도 들다 보니 자비로 측정하는 사람은 거의 없습니다.

근시의 진행을 막기 위해서는 예를 들어 1년에 1회 안축장 측정을 실시하여 '이번에는 이 정도 근시가 진행되었으니 주의하자'라는 위기의식을 가지는 것이 좋겠지만, 현재는 비용 문제 때문에 어렵게 되어 있습니다.

그런데 2021년 문부과학성은 처음으로 전국의 초 · 중학교에서 안축장 측정을 포함한 대규모 시력 조사를 시작하였습니다.
이 배경에는 같은 해 4월부터 본격적으로 시작된 GIGA 스쿨 계획이 있었습니다.

계획에 따라 전국의 학생들에게 1인 1대의 컴퓨터나 태블릿 단말기가 지급 되었습니다. 그 때문에 이전 이상으로 눈에 부담이 생겨 근시 진행이 우려되고 있는 것입니다.

GIGA 스쿨 계획과 이번 대규모 시력조사 실시를 기점으로 늦었지만 일본도 아동의 근시 대책을 본격적으로 시작하게 되었습니다. 사단법인 일본안과의사회도 이 GIGA 스쿨 계획에 수반하는 근시 증가

를 우려하여 '기갓코 데지탄(ギガっこ デジたん)'(*역자 주: 디지털 디바이스 사용 방법과 주의점 등을 만화로 설명한 것)이라는 계몽운 동을 시작하고 있습니다.

국가와 일본안과의사회 등의 주도로 그리 머지않은 미래에 효과적 인 근시 대책이 나올지도 모릅니다.

░ 자신의 눈은 자신이 지키자

하지만 유감스럽게도 저는 그렇게 되지 않을 거라 생각합니다.

몇 가지 이유가 있는데 그중 하나는 앞에서도 언급했듯이, 현재 일 본에는 돈이 없다는 것입니다. 급격한 인구 감소와 30년간 경제성장 이 이루어지지 않는 현재 상황을 고려할 때 근시 대책에 투자할 정도 의 건강보험 재원 확보가 어려운 것은 분명합니다.

또한 스마트폰과 태블릿 등 소형 디지털 디바이스와 근시 악화의 관련성에 대한 연구 데이터를 묵살하는 안과의사가 아직 많다는 현 실도 있습니다.

왜 그들이 그러한 데이터를 무시하느냐 하면, 개인적인 느낌으로는 아무래도 행정기관의 눈치를 보고 있는 것 같습니다.

예를 들어 앞서 말한 것처럼 문부과학성에서는 GIGA 스쿨 계획에 따라 전국의 초·중학생에게 컴퓨터와 태블릿 등 디지털 디바이스를 배포하였습니다. 그런데 이 타이밍에 안과의사가 "디지털 디바이스에 의한 근업은 좋지 않다. 다른 나라처럼 사용 시간을 제한하라."고 목소리를 높이면 문부과학성의 방침에 찬물을 끼얹는 것이 될 수 있습니다.

그렇습니다. 다른 나라, 예컨대 대만과 중국에서는 아이의 디지털 디바이스 사용 시간 제한이 이미 이루어지고 있습니다.

이 같은 상황에 저처럼 "스마트폰과 근시 진행에 관계가 있다"고 바른 말을 하는 안과의사는 안타깝게도 일본에서는 소수파입니다.

참고로, 이러한 문제를 무시하는 안과의사의 대부분이 "스마트폰 등의 디지털 디바이스와 근시 진행에 관한 연구 방법과 데이터 성격을 보면 연구 결과의 에비던스 수준이 낮다. 이를 바탕으로 디지털 디바이스와 근시 악화의 인과관계를 설명할 수는 없다"고 이야기하는 것이 보통입니다.

하지만 앞서 언급하였듯이 대만과 중국에서는 그러한 과학적 증거에 기반하여 아이들의 디바이스 사용 시간을 제한함으로써 실제로 근시 진행을 억제하고 있습니다. 이는 결국 근시 진행과 스마트폰 이용 사이에 관계가 있다는 것과 다름없습니다.

또한 저는 디지털 디바이스, 특히 스마트폰 사용과 근시 진행의 관계성은 '리스크'의 문제가 아니라 '불확실성'의 문제라고 생각합니다. '불확실성'이란 간단히 말하면 '어떻게 될지 모른다'는 것입니다.

스마트폰의 장시간 사용에 따라 실명할 가능성이 분명해진 이상, 우리는 이대로 아무런 대책도 취하지 않고 같은 생활을 계속할 수는 없습니다.

그렇다면, 효과적인 근시 대책에는 어떤 것이 있을까요?

다음 장에서는 그러한 것들을 구체적으로 살펴보겠습니다.

-제3장-

에비던스가 있는
근시 진행
억제법이란

이 장에서는 최근 계속 밝혀지고 있는 근시 진행 억제법을 에비던스를 비교하여 소개하겠습니다.

"2050년에는 세계 인구의 약 10%가 강도근시가 되어 실명 리스크에 노출된다."는 오스트레일리아 시각연구소의 충격적인 보고가 있은 후 지금까지 일본을 중심으로 한 동아시아에서 활발했던 근시 연구가 최근에는 아시아의 다른 나라들과 미국, 유럽 등에서도 활발해졌습니다.

특히 근시의 유병률이 높은 싱가포르, 대만, 중국, 그리고 일본에서는 첨단적인 연구가 수행되어 효과적인 근시 억제법에 관한 연구 결과가 연이어 보고되고 있습니다.

제가 권장하는 '행동경제학을 통한 근시 억제 방법'은 다음 장에서 소개하겠지만, 우선은 근시 억제를 위한 어떤 방법이 있는지에 대해 알아두시기 바랍니다.

▒ [근시 억제법①] 근업 시간을 줄인다

근시 진행 억제법 첫 번째는 지금까지 반복해서 이야기한 것처럼 근업 시간을 줄이는 것입니다.

그동안 근시는 동아시아의 특유한 질환으로 다루어지는 경우가 많아 유전이라고 여겨졌습니다. 그 때문에 '부모가 근시라면 아이가 근시인 것은 어쩔 수 없다'라는 생각이 지배적이었습니다.

하지만 최근에는 '근시는 유전뿐 아니라 생활환경·생활습관에 의해서도 발병·진행된다.'고 생각하고 있습니다. 이 생활습관 중 하나가 '근업'이라는 것은 앞에서 말씀드린 바와 같습니다.

다시 설명하면, 근업이란 30cm 이내에서 하는 작업을 말합니다.

눈과 사물의 거리는 컴퓨터 화면은 대략 40cm, 책은 30cm, 스마트폰은 20cm라는 것이 일반적입니다.

예를 들어, 책을 읽는 아이의 근시 발병률이 높다는 것은 잘 알려진 사실로, '독서 습관'과 '근시의 발병·진행' 사이에 관련이 있다는 과학적 증거도 존재합니다. 책과 눈의 일반적 거리는 30cm 미만인 경우가 많기 때문에 책을 읽는 것은 그야말로 근업인 것입니다.

또한 화면과의 거리가 20cm로 더욱 가까워지는 스마트폰 등 디지털 디바이스를 사용하는 경우, 앞서 언급한 대만과 중국의 연구(43 페이지)에서는

◎ 1일 1시간 이상의 스크린타임으로 근시가 진행된다

◎ 스크린타임이 길어질수록 근시 진행은 심각해진다

라는 것이 밝혀졌습니다.

이에 따라 미국에서는 아이의 근시 대책으로 미국검안협회가 작성한 '20-20-20' 규칙을 권장하고 있습니다. 이는 '20분간 계속해서 가까운 곳을 본 후에는 20피트(약 6m) 이상 떨어진 곳을 20초간 바

라본다'는 의미로, 근업을 장시간 계속하지 않게 하기 위한 규칙입니다. 주기적으로 먼 곳을 보는 습관을 가짐으로써, 수정체의 팽창 상태가 지속되지 않게 하여 근시 진행을 억제하려는 것입니다.

특별한 노력이 필요하지 않은 방법이지만, 미국 내에서 실제로 어느 정도 실천되고 있는지는 불분명합니다.

일본은 문부과학성의 GIGA 스쿨 계획에 따라 후생노동성에서 아동과 보호자를 대상으로 이용 방법에 관한 리플릿을 제작했습니다.

이는 '태블릿을 볼 때는 눈을 30cm 이상 뗍시다', '30분에 1회는 태블릿 화면으로부터 눈을 떼고 20초 이상 먼 곳을 봅시다'라고 '20-20-20' 규칙과 비슷한 내용이 기재되어 있습니다. 이것도 아이들이 얼마나 규칙적으로 실천하고 있을지 생각해보면 걱정이 되는 게 현실입니다.

[근시 억제법②] 1일 2시간 이상의 실외활동

에비던스가 있는 근시 억제법으로 밖에서의 활동 시간을 늘리는 것을 들 수 있습니다.

최근 연구에서 성장기 아이들에게 1일 2시간 이상의 바깥 활동을 하게 함으로써 안축장의 신장이 억제되는 것을 알 수 있었습니다.

바깥 활동이 좋은 이유의 포인트는 '바이올렛 라이트'와 '조도(照度)'입니다.

바이올렛 라이트란 파장이 360~400nm(나노미터)인 블루 라이트와 자외선 사이에 있는 빛을 말합니다. 태양빛에 포함된 빛으로 형광등이나 LED 등 인공적인 빛에는 거의 없습니다.

2017년에 발표된 게이오기주쿠(慶應義塾)대학교 의과대학 안과학교실의 츠보타 카즈오(坪田一男) 교수의 연구에서 이 빛이 근시 진행을 억제하는 유전자 'EGR1(early growth response protein 1)'을 활성화하여 안축장의 신장을 억제한다는 것이 밝혀졌습니다. 즉, 옥외활동을 일정 시간 이상 하여 바이올렛 라이트를 눈동자에 통과시킴으로써 근시 진행이 억제될 가능성이 있다는 것입니다.

하지만, 바이올렛 라이트를 쐬기만 하면 되는 것은 아닙니다.

중요한 것은 '조도(照度)', 즉 빛의 양, 빛의 밝기입니다. 밝은 빛 아래에서 충분한 양의 빛을 쐬면 충분한 양의 바이올렛 라이트를 눈에 넣을 수 있습니다. 그러므로 빛을 쐬는 게 중요한 것입니다.

즉, 바깥 활동을 할 때는 '시간'과 함께 '조도(照度)'가 중요합니다.

그렇다면 어느 정도의 '조도(照度)'가 있으면 좋을까요? 근시 억제에 효과적인 조도는 전에는 1,000~3,000 럭스라고 생각되었지만, 현재는 1,000 럭스 정도의 조도로도 충분한 시간을 쐬면 효과가 있다는 것이 밝혀졌습니다.

[그림3-1] 바이올렛 라이트란?

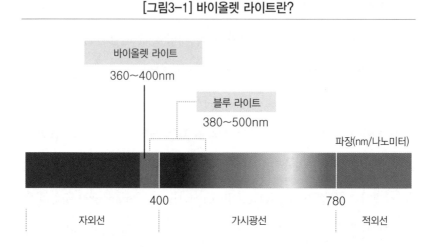

바이올렛 라이트는 자외선과 블루라이트 사이에 존재하는 파장이 360~400nm인 빛을 말한다.

참고로, 1,000 럭스는 낮 동안 옥외에서 지내면 모자, 선글라스를 착용하거나 그늘에 있어도 충분히 확보할 수 있는 밝기입니다.

실제 옥외활동을 하게 되면 자외선 및 블루라이트에 의한 폐해, 예를 들어 피부암이나 백내장, 황반변성증 등을 걱정할 수 있는데, 이는 모자와 선크림, 그늘 등을 이용함으로써 리스크를 피하면서 근시를 억제할 수 있습니다.

여러분 중 '햇빛(바이올렛 라이트)을 쐬면 된다면, 옥외가 아니라도 실내의 창가에서 쐬면 되지 않나?'라고 생각하는 분도 있으실 텐데, 유감스럽게도 일본에서 유통되고 있는 창 유리의 대부분은 자외선 차

단 기능이 들어있어 자외선과 파장이 가까운 바이올렛 라이트도 함께 차단되어 버립니다.

이 때문에 실내에서는 햇빛을 쐬어도 근시 억제 효과를 기대할 수 없습니다. 결국 바이올렛 라이트를 충분히 쐴 수 있는 낮 동안 옥외에서 시간을 보내는 것이 중요합니다.

미국 오하이오주립대학 College of Optometry의 Lisa A Jones 박사 등이 2007년에 수행한 연구에서 부모가 근시여도 일주일에 14시간 이상 옥외활동을 하면 아이가 근시를 발병할 가능성이 낮아진다는 사실이 밝혀졌습니다.

또 아이의 근시 진행에는 부모의 유전적 영향이 크다는 게 밝혀졌는데, 중국과 오스트레일리아에서 수행된 연구에 따르면, 부모가 근시인 경우 1일 옥외활동이 1시간 미만인 아이는 쉽게 근시가 되는 데 비해, 2시간 이상인 아이에게는 좀처럼 근시가 발생하지 않았다는 사실도 밝혀졌습니다.

그래서 현재 이 '1일 2시간의 옥외활동'을 거국적으로 추진하고 있는 나라가 대만입니다. 대만은 20세 이하의 약 80%가 근시를 발병하고 있어 국민의 근시 상태가 일본과 마찬가지로 심각한 사회문제가 되고 있습니다.

그 때문에 대만에서는 2013년부터 각급 학교의 체육 수업은 일주일에 150분 옥외에서 할 것을 법률로 의무화하였습니다. 또 이과 수업의 일부를 옥외에서 함으로써 1일 2시간의 옥외활동 시간 확보를 목표로 하였습니다.

대만의 근시 대책 프로젝트를 담당하는 Chang Gung University의 Pei-Chang Wu 교수 등의 조사에 따르면, 그 결과 2011년 시력이 '0.8' 미만인 초등학생의 비율이 50.0%였는데, 2020년에는 44.3%까지 줄이는 데 성공했다고 합니다. 이 5%p 이상의 감소에 전 세계 안과의사가 놀랐습니다.

또 싱가포르에서는 2001년부터 '국가 근시 예방 프로그램'을 실시하여 초등학생의 디지털 디바이스 사용 시간을 줄이고, 야외 놀이를 확대 추진하고 있습니다. 싱가포르의 경우 2004 ~ 2015년까지 11년 동안 근시 초등학생의 비율이 37.7%에서 31.6%로 감소하였습니다. 역시 5%p 이상 줄이는 데 성공하였습니다.

그런데 최근 바이올렛 라이트와 조도가 성인 강도근시 환자에 대해서도 안축장의 신장을 억제할 가능성이 있다는 연구도 나왔습니다. 하지만 연령이 높을수록 바이올렛 라이트의 통과율이 낮아지기 때문에 성인의 경우 아이보다 많은 시간을 실외에서 보내지 않으면 효과가 없다고 합니다.

그렇다고 해도 실외에서 보내는 것만으로 근시 억제 효과 가능성이 있으므로, 기분 전환을 할 겸 자주 외출하는 것은 눈을 위해 좋은 일이 아닐까요?

▨ [근시 억제법③] 저농도(0.01%) 아트로핀 점안약

최근 아이와 함께 클리닉 외래에 찾아온 부모님에게 "안약으로 근시가 좋아진다고 들었는데, 그것을 처방받을 수 있을까요?"라는 말을 듣는 경우가 늘었습니다. 이 안약이라는 것이 '저농도 아트로핀 점안약'입니다.

아트로핀은 수정체의 초점 조정 기능을 컨트롤하는 '모양체근(毛樣体筋)'의 기능을 마비시켜 동공을 크게 확대하는 효과가 있는 안약입니다.

안과에서는 이제까지 아트로핀 점안약을 주로 검사약으로 이용해 왔습니다. 예를 들어, 아이의 눈 굴절 도수를 잴 때 불필요한 '조절력(인간의 눈에 갖춰진 오토 포커스 기능)'을 제거할 경우 등입니다. 또 일본에서는 약시 예방을 목적으로 한 시능(視能)훈련 에서도 아트로핀 점안약을 사용합니다.

하지만 이 아트로핀 점안약에는 조절 마비 효과라는 부작용이 있습니다. 점안하면 동공이 일시적으로 확대되어 눈부심을 느끼게 되거나 시계(視界)가 희미해지는 것입니다. 아트로핀 점안약에 의한 조절 마비 효과는 점안 후 2~3시간 후에 최대가 되는데, 긴 경우에는 1주일 정도 지속됩니다. 그동안은 초점이 맞지 않은 채로 생활하다 보니 아무래도 운전과 독서 등에 지장이 생깁니다. 또 안면의 홍조와 서맥(맥이 늦어지는 부정맥) 등 전신성 부작용도 있어, 쉽게 사용하기 어려운 약입니다.

사실 아트로핀 점안약에 근시 억제 효과가 있다는 것은 이전부터 알려져 있었는 데, 예를 들면 1989년에 대만에서 수행된 연구에서도 아트로핀 사용으로 아이의 근시 진행 속도가 늦어진다는 것이 이미 확인되었습니다. 하지만 부작용 때문에 근시 억제 치료약으로 계속해서 사용하기는 곤란하다고 생각되었습니다.

그런데 2012년 싱가포르 국립안과센터가 대만의 연구에서 이용한 농도 1%의 아트로핀을 100배로 희석하여 피험자에게 1일 1회, 2년간 계속해서 사용하게 한 결과, 사용하지 않은 경우에 비해 평균 60%나 근시 진행을 억제할 수 있었다고 보고하였습니다. 이때 안축장(眼軸長)의 신장도 억제되었다는 사실과 점안을 중지한 5년 후에도 요요 현상이 없었다는 점이 함께 보고되었습니다.

그리고 0.01%의 저농도 아트로핀이라면 눈부심이나 흐릿해짐 등의 부작용을 거의 느끼지 않고 근시를 억제할 수 있다는 게 밝혀졌습니다.

저농도 아트로핀 점안약 치료 대상은 초등학교 1학년부터 중학생 정도까지 성장기에 있으면서 최근에 갑자기 시력이 떨어진 아동입니다. 안축장은 성장기에 가장 급격하게 길어지고, 그 후에도 멈추지 않고 계속해서 자라납니다. 이 안축장이 가장 길어지는 시기에 아트로핀 점안약을 사용하면 성인이 된 후에 강도근시나 병적근시로 진행되는 것을 예방할 수 있다고 생각합니다.

하지만 이 아트로핀 점안약은 일본에서는 미승인 약이므로 일반 안과 클리닉에서 '쉽게' 처방할 수 있는 약은 아닙니다. 일본에서 임상시험이 진전되고는 있지만, 아직 안전성이 확인된 것이 아니기 때문에 우리 클리닉에서는 근시 진행 예방 목적으로는 처방하지 않고 있습니다. 일본 대부분의 안과클리닉은 아마 저와 비슷한 대응을 하고 있지 않을까 생각됩니다.

그 대신 별도의 조절 마취약을 처방하는 안과 클리닉도 있는 듯한데, 효과는 아트로핀 점안약에 미치지 못하고, 아트로핀 점안약의 최대 효능인 '안축장 신전(伸展) 억제 효과'도 얻을 수 없습니다. 그렇기 때문에 우리 클리닉에서는 아트로핀을 대신하는 조절 마취약도 처방하지 않고 있습니다.

또한 최근에는 0.01%보다 0.05% 농도가 근시 발병 및 진행 억제 효과가 높다는 것이 밝혀졌습니다. 덧붙여 환자가 젊을수록 농도를 높게 하는 것이 충분한 효과를 얻을 수 있다는 것도 보고되고 있습니다.

그러한 사정도 있어 개인적으로 저농도(0.01%) 아트로핀 점안약 치료는 조금 더 상황을 지켜보는 것이 좋지 않을까 생각합니다.

그렇더라도 '앞으로는 약으로 근시의 진행을 억제할 수 있다'는 사실을 알아두면 손해나지 않을 것입니다.

하지만 이 주제의 서두에서 보호자인 부모가 말씀하였듯이 '안약으로 근시가 좋아진다'는 뜻은 아닙니다. 한 번 발병한 축성근시를 낫게 하는 방법은 아직 발견되지 않았기 때문입니다. 이 장에서 소개하고 있는 근시 억제법은 모두 근시의 진행과 안축장의 신장을 '억제하는' 효과가 기대되는 것이므로 그 점에 대해서는 주의가 필요합니다.

※ [근시 억제법④] 오르토케라톨로지(각막 교정요법)

약 이외에도 아이의 근시 진행 억제법으로 주목받고 있는 것이 오르토케라톨로지(Orthokeratology) 치료입니다. 일본에서는 '오르소케라토로지'라고 하며, '오로소' '오로소k'라는 명칭으로 불리기도 합니다. 오르토케라톨로지는 잠을 잘 때 눈에 장착함으로써 각막의 형상을 교정하는 하드타입의 특수한 콘텍트렌즈입니다.

근시란 망막 앞에 초점이 맞춰져 망막 상의 황반부에 초점이 맞지 않는 영상이 투영되는 눈의 상태입니다. 이러한 눈에 오르토케라톨로지 치료 렌즈를 착용하여 각막이 약간 평평해지도록 영향을 주면 초점이 뒤쪽으로 밀려 황반부에 초점이 맞게 됩니다. 그러면 안경이나 콘텍트렌즈의 교정 없이 먼 곳의 사물도 또렷하게 보이게 됩니다.

또한 렌즈를 빼도 각막에는 일정 시간 그 영향이 남아 있기 때문에 저녁 무렵까지는 나안으로 볼수 있습니다.

오르토케라톨로지에 대해서는 일본 내에서도 다양한 연구 데이터가 있는데, 일반적인 안경이나 콘택트렌즈에 비해 30~60% 높은 근시 억제 효과를 기대할 수 있다고 합니다.

현재 오르토케라톨로지는 미국, 유럽, 아시아를 중심으로 세계 각국에서 안전성과 유효성이 인정되어 널리 실시 되고 있습니다. 또 일본에서도 2009년에 후생노동성에서 근시 교정 목적으로 (근시 억제가 아니라) 인가되었습니다. 개인적으로 현시점에서 가장 과학적 증거 수준이 높은 근시 억제법이라고 생각됩니다.

오르토케라톨로지는 원래 성인의 근시 교정 치료 방법으로 시작되었습니다. 하지만 현실적으로는 미성년 환자의 근시 진행 예방을 기대하여 처방되는 사례가 적지 않습니다.

무엇보다 현재 오르토케라톨로지 치료를 받는 것은 대부분 어린이, 그것도 12세 미만의 초등학생입니다. 우리 클리닉에서도 이 치료를 받는 경우는 모두 10세 전후의 아이들입니다. 2009년의 연구에서도 오르토케라톨로지를 시작한 나이는 8~11세가 최적이고, 시작 연령이 이를수록 효과적이라고 되어 있습니다. 이는 2022년의 일본근시학회에서도 발표되었습니다.

우리 클리닉에서 오르토케라톨로지를 실시하고 있는 아이들도 장기간 양호한 원방(遠方)시력을 유지하기 때문에 저는 오르토케라톨로의 치료 효과 자체를 매우 높게 평가하고 있습니다.

참고로, 안과의사 중에는 자식에게 근시의 발병·진행이 확인되었을 때 오르토케라톨로지와 앞서 소개한 '저농도 아트로핀 점안약(제품명 '마이오핀')'을 해외에서 수입해 병행하여 치료하는 사람도 있는 것 같습니다.

오르토케라톨로지는 아이의 근시 억제 효과를 크게 기대할 수 있지만, 안타깝게도 일본에서는 건강보험 적용 외입니다. 따라서 진료비용은 전액 환자의 자부담이 됩니다.

비용의 대부분을 차지하는 것은 특수한 콘택트렌즈의 비용입니다. 1장의 콘택트렌즈에 10만엔 정도, 양쪽 눈의 경우에는 20만엔 가까이 듭니다. 더구나 콘택트렌즈는 소모품이기 때문에 기본적으로 2년마다 교환이 필요합니다. 나아가 환자의 성장에 맞추어 렌즈를 적절히 변경할 필요도 있습니다. 즉, 지속적인 치료에는 상당한 비용이 든다는 것입니다.

근시 진행 억제에 관한 효과는 기대할 수 있지만, 고액의 비용이 부담되는 현실에서 오르토케라톨로지 치료를 결심할 수 있는 사람은 한정되어 있습니다.

참고로 오르토케라톨로지 치료의 대상이 되는 것은 경도근시인 사람뿐입니다. 중등도근시, 강도근시, 각막질환이 있는 사람은 원칙적으로 치료 대상이 되지 않습니다.

░ [근시 억제법⑤] 다초점 소프트 콘택트렌즈

앞서 '오르토케라톨로지 치료의 대상이 되는 것은 경도근시인 사람뿐'이라고 하였는데, 구체적인 수치로는 마이너스 4.0 디옵터(Diopter) 이상의 근시인 사람은 오르토케라톨로지를 사용해도 효과를 얻을 수 없기 때문에 기본적으로 의사가 치료를 하지 않습니다.

또한 그것보다 가벼운 경도근시라도 강한 난시가 있는 경우에는 마찬가지로 치료 대상이 아닙니다.

나아가 오르토케라톨로지는 하드 콘택트렌즈이므로 착용 시에 통증을 느끼는 사람도 있습니다. 그리고 그중에는 렌즈 그 자체나 렌즈의 오물에 대한 알레르기 반응이 강한 사람이 있는데, 그런 경우도 오르토케라톨로지는 사용할 수 없습니다.

하지만 이런 사람도 사용할 수 있는 것이 '다초점 소프트렌즈'라는 원근(遠近) 양용 소프트 콘택트렌즈입니다.

다초점 소프트 콘택트렌즈는 일반적으로는 노안을 위한 '원근 양용'

렌즈로 알려져 있습니다. 1장의 렌즈 속에 가까운 곳이 보이도록 교정한 부분과 먼 곳이 보이도록 교정한 부분이 모두 들어가도록 설계된 콘택트렌즈입니다. 이를 통해 가까운 곳의 사물을 볼 때나 먼 곳의 사물을 볼 때 모두 망막에 초점이 맞는 상을 투영할 수 있습니다. 그 결과 근시와 안축장 신장 억제로 이어지는 것입니다.

최근에는 아이의 근시 교정용으로 다양한 디자인의 다초점 소프트렌즈가 개발되어 각각 유효성이 확인되고 있습니다. 그중에는 EU 가맹국이 요구하는 안전기준인 'CE마크'를 취득한 렌즈도 있는 것 같습니다.

다초점 소프트렌즈는 2019년 국제안과학회에서 어린이의 근시 억제에 안경과 콘택트렌즈 대비 30~40% 정도의 효과가 있다고 보고되었습니다. 이는 오르토케라톨로지에 비해 조금 떨어지는 수치입니다.

하지만 오르토케라톨로지와 비교해서 렌즈의 가격이 싸기 때문에 치료를 시작하기가 비교적 쉽습니다. 렌즈는 일회용 타입으로 양쪽 눈 모두 착용할 경우 연간 2만 5,000 엔 전후입니다. 이 외에 진료비는 건강보험에 의해 본인부담 30%만 내는 경우 연간 3,000엔 전후, 비보험은 7,500엔 전후가 듭니다.

소프트렌즈는 하드렌즈에 비해 어린이가 착용하기 쉽다는 장점도 있어 지속적인 근시 억제 대책법으로 기대할 수 있을 것 같습니다.

오르토케라톨로지를 적극적으로 시행하고 있는 시설에서는 다초점 소프트 콘택트렌즈도 적극적으로 활용하는 곳이 많다고 생각합니다. 오르토케라톨로지가 적응되지 않는 아이들에게 다초점 소프트 콘택트렌즈를 활용하면 안과의사는 물론 아이와 부모도 안심할 수 있습니다.

또한 근시 진행 억제 치료를 시작한다면 오르토케라톨로지이든 다초점 소프트 콘택트렌즈이든 가능한 한 빠르게 진행하는 편이 좋다고 생각합니다. 현재 '근시 대책이 빨라서 나쁠 것은 없다'는 것이 전문의의 일치된 견해입니다.

또한 앞서도 언급하였듯이 각 연구기관에서 수집한 과학적 증거를 보아도 오르토케라톨로지가 더욱 근시 진행 억제 효과가 높은 것 같습니다.

그렇기 때문에 경제적 여유가 있는 경우에는 역시 오르토케라톨로지를 권장합니다.

과연 근시 대책법을 실천할 수 있을까?

자, 여기까지 5가지 근시 억제법을 소개하였습니다.

모두 과학적 증거가 있으며, 근시 억제 효과가 실증된 방법입니다.

하지만 "효과적이니까 오늘부터 하세요"라고 해도 실천할 수 있을까요? 설사 실천할 수 있었다고 해도 그 실천을 계속할 수 있을까요?

예를 들어, '근업시간을 줄인다'에 대해 생각해 봅시다. 가끔 '근업'을 의식적으로 멈추고 먼 곳을 바라보며 눈을 쉬게 하는 것은 가능하다면 가능할 것입니다. 많은 사람이 힘들이지 않고 할 수 있는 일입니다.

하지만 현실적으로 스마트폰과 게임기 등 매력적인 디지털 디바이스가 앞에 있으면 눈 깜짝할 사이에 시간이 지나고, 정신이 들 땐 20분은커녕 이미 한 두 시간이 흘러간 경우가 대부분이지 않을까요?

그도 그럴 것이 이러한 것들은 기본적으로 수익 창출을 위해 소비자를 붙들어 놓는 것, 즉 의존시키는 것을 목적으로 만들어지고 있습니다. 그 때문에 '그만 봐야지'라고 생각하는 것만으로는 좀처럼 멈출수 없습니다. 그 정도까지 흡인력이 강한 것을 앞에 두고 '20분마다 눈을 쉬게 합시다. 그리고 그것을 반복합시다'라는 것을 실천하기는 상당히 난이도가 높지 않을까요?

또 '하루 2시간 이상의 실외활동'이라는 것도 1주일에 하루 정도라면 어떻게든 될 것 같지만, 매일 계속하는 것은 현실적으로 어려운 것이 아닐까요?

2014년에 일본 베네세 코퍼레이션(*통신교육, 출판 등의 사업을 담당하는 오카야마 현 오카야마 시에 본사를 둔 기업)이 수행한 '제2회 방과 후 생활시간 조사 · 어린이들의 시간 사용법 [의식과 실태]'에 따르면, 하루 중 실외 놀이 · 스포츠 시간의 평균은 초등학생의 경우

40분, 중학생의 경우 20분, 고등학생의 경우 10분이었습니다. 이것을 보면 통학 시간 등을 고려한다고 해도 하루 2시간이라는 기준에는 좀처럼 미치지 못할 것 같습니다.

아트로핀 점안약은 일본 내에서 법규제의 문제가 있고, 오르토케라톨로지는 너무 비싼 비용이 걸림돌입니다.

다초점 소프트 콘택트렌즈는 상당히 좋아 보이지만, 아직 오르토케라톨로지 만큼의 효과가 확인되지 않았기 때문에 사람에 따라서는 치료를 시행할지 망설이게 되지 않을까요?

이렇게 보면 '근시 대책을 지키는 것이 좋다'는 사실을 알고있어도 심리적·물리적인 장애물에 방해를 받아 지속적으로 실천하기는 좀처럼 어려울 것 같습니다.

그 이전에 자신과 가족의 근시가 매일 악화되고 있다는 것을 실감하기 어려운 탓에 대책을 진심으로 실천할 마음이 생기지 않는 경우도 있을 것입니다.

이러한 문제를 뛰어넘지 않는 한 아무리 효과적인 근시 대책법이 제시되어도 우리가 실천하고 계속하는 것은 매우 어렵다고 할 수 있습니다.

하지만 이제 스마트폰을 비롯한 디지털 디바이스가 일상생활의 일부가 되어 벗어나기 어려워진 현재, '귀찮으니까 근시 대책을 실천 할 수 없다'라며 포기해서는 안 됩니다.

디지털 디바이스 사용으로 근시 진행은 가속화되고 있습니다. 더욱 큰 문제는 근시 발병이 저연령화하고 있다는 것입니다. 근시 발병의 저연령화와 근시 진행의 가속화. 그 앞에 기다리고 있는 것은 강도근시, 병적근시 등에 의한 '실명'일지 모릅니다.

디지털 디바이스가 야기하는 '스마트폰 실명 캐스케이드'로부터 벗어나기 위해서라도 우리는 지금 바로 나와 내 가족의 눈에 대한 인식을 새롭게 하고 근시 억제를 위해 할 수 있는 것을 시작하지 않으면 안 됩니다.

그렇다면 어떻게 해야 자기 눈의 문제를 자각하고 근시 대책을 실천·계속할 수 있을까요?

다음 장에서는 드디어 행동경제학의 틀을 이용하여 그러한 문제를 다루어 보겠습니다.

제4장

행동경제학

×

근시 대책

이 장에서는 드디어 제가 연구하고 있는 행동경제학의 프레임워크 (Framework)를 사용하여 근시 대책을 위해 필요한 행동변용을 일으키는 방법에 대해 소개 하겠습니다.

생각보다 귀찮은 근시 대책을 시작하고 그것을 지속하기 위해서는 '해보자'라고 생각하는 것만으로는 충분치 않습니다. 대책은 행동으로 옮기는 것이 가능해야 비로소 대책으로서 결실을 맺는 것입니다. 행동으로 옮기기 쉽게 해주는 것이 행동경제학입니다.

행동경제학에는 사람의 인식을 무리 없이 바꿔 행동하도록 하는 이른바, '살짝 등을 밀어주기'라는 메커니즘이 있습니다. 이 메커니즘을 '넛지(Nudge)'라고 부릅니다. 이 장에서는 행동경제학의 이론과 프레임워크를 사용한 근시 대책에 효과적인 '넛지'를 소개하겠습니다.

▨ 일본의 근시 대책은 80년 전부터 바뀌지 않았다

그 전에 왜 제가 근시 대책에 행동경제학이 필요하다고 생각하게 되었는지, 그 이유를 간단히 설명하겠습니다.

우선 다음 항목별로 쓰인 문장을 읽어 보십시오.

[아동의 근시 진행 예방 7항목]

① 매일 가능하면 2시간은 밖에서 놀도록 합시다.

② 학교에서 쉬는 시간에는 가능한 한 교실 밖에서 놉시다.

③ 책은 눈에서 30cm 이상 거리를 두고 읽읍시다.

④ 독서는 등을 펴고 바른 자세로 읽읍시다. 좌우 어느 한쪽이 책에 가까운 상태가 되지 않도록 균등한 거리를 유지하고 읽읍시다.

⑤ 독서·스마트폰 게임 등의 근업은 1시간마다 5~10분 정도는 쉬고, 가능한 한 밖의 경치를 보거나 밖에 나가서 휴식합시다.

⑥ 규칙적인 생활(일찍 자고 일찍 일어나기)을 유지합시다.

⑦ 안과전문의에게 정기적인 진찰을 받읍시다.

이것은 '근시연구회'의 웹사이트에 게재되어있는 '아이를 위한 근시 진행 예방법' 입니다.

대충 봐도 '근업을 계속하지 말 것', '눈을 쉬게 할 것', '실외에서 시간을 보낼 것' 등 이제까지 소개한 근시 억제법이 주된 내용으로 되어 있음을 알 수 있을 것입니다.

참고로 근시연구회 웹사이트에는 ①~⑦의 근시 진행 예방법에 각각의 근거가 되는 과학적 증거가 첨부되어 있습니다. 과학적 증거는 모두 2002~2019년 사이에 전 세계 연구자들이 보고한 최신 연구를 바탕으로 한 것들입니다.

그런데 다음 문장도 읽어 보십시오.

[근시 예방법]

- 신체를 건강하게 하고 편식을 피한다
- 야외활동을 장려하고 눈의 피로를 피하며 눈을 쉬게 한다
- 독서 자세는 바르게 한다
- 책과 눈의 거리는 30cm를 유지한다
- 밝은 빛 아래에서 공부한다
- 너무 작은 글자로 쓰여 있는 인쇄물은 피한다
- 필요할 때 수시로 시력검사를 한다
- 적절한 안경을 사용한다.

이것도 마찬가지로 근시 예방법에 대해 쓰인 것입니다. 내용도 앞의 '아동의 근시 진행 예방 7항목'과 대체로 같습니다. '눈을 쉬게 할 것', '근업을 피할 것', '야외에서 시간을 보낼 것'이 권장되고 있음을 알 수 있을 것입니다.

그런데 이 근시 예방법의 문장이 언제 나온 것 이라고 생각하십니까?

어투로 보면 조금 오래된 것 같습니다.

사실 이것은 지금으로부터 83년 전인 1939년에 일본 정부가 교육현장에 전달한 문서입니다.

여기에 열거된 예방법은 당시의 안과의사가 근시에 대한 자신들의

경험칙에 기반해서 만든 것입니다. 과학적 근거에 뒷받침된 현대의 예방법과 80년 전의 예방법이 거의 같다는 것이 놀랍지 않습니까? 선인의 우수한 관찰력은 정말 대단합니다.

하지만 제가 진짜로 놀랐던 점은 '일본의 근시 대책은 80년 전부터 무엇 하나 변하지 않았다'는 것입니다.

과학적 증거가 제시되어도 실천하지 못하는 우리

80년 전의 근시 예방법이 과학적인 증거에 뒷받침된 현대의 방법과 다르지 않다는 건 일본에는 80년 전부터 효과적인 예방법이 있었다는 것입니다. 또 80년 전의 예방법은 교육현장에 널리 공지되어 있었기 때문에 많은 사람이 이 예방법을 알고 있었다는 것이 됩니다.

80년 전부터 예방법을 알고 있었기 때문에 그동안 예방을 계속 실천하고 있다면, 지금쯤은 근시를 발병하는 사람과 강도근시 · 병적근시가 된 환자의 숫자는 줄어들었어야 했을 것입니다.

하지만 현실에 눈을 돌려 보면 그렇지 않습니다. 오히려 80년 전에 비해 아동의 근시 발병 비율은 증가하고 있습니다. 또 중 · 노년의 강도근시와 병적근시 등에 따른 실명환자 수도 확실히 증가하고 있습니다.

이러한 현실을 어떻게 해석하면 좋을까요?

제 해석은 '사람이 지식을 가지고 있는 것만으로는 그것이 아무리 효과적이어도 실천이나, 지속할 수 없다'는 것입니다. 그렇기 때문에 근시 대책도 과학적인 증거를 아무리 제시해도 실천·지속할 수 없다... 그것이 우리 '인간'의 모습이 아닐까요?

▒ 행동경제학이란 어떤 학문인가

- 인간은 미래를 위해서 지금 해 두는 것이 좋다는 걸 알고 있어도 실천·계속할 수 없다.
- 인간은 원하는 결과가 얻어질 가능성이 충분히 있음에도 불구하고 반드시 합리적인 의사결정을 하는 것은 아니다.
- 인간은 그때의 감정과 기분에 따라 합리적인 판단을 쉽게 왜곡해 버린다.

인간에 대한 이러한 관점에서 시작하고 있는 것이 이 책의 중심 주제 중 하나인 행동경제학입니다.

예를 들어 당신은 다음과 같은 행동을 취한 적이 없나요?
① 장래를 위해서 낭비하지 않고 저금하는 것이 좋다는 걸 알고는 있어도 충동구매를 멈출 수 없다.

② 지금보다 더 저렴한 스마트폰 요금제가 있다는 걸 알고 있어도 상세히 조사하거나 변경 절차를 거치는 것이 귀찮아서 비싼 요금제를 계속 사용하고 있다.

③ 동전의 앞뒤 어느 쪽이 나올지 예상하는 게임에서 '앞 앞 앞 앞 앞'이 나왔을 때, 다음에는 '앞'이 나올 확률이 높을지 '뒤'가 나올 확률이 높을지에 대한 질문에 대해 생각하지 않고 '뒤'라고 대답해 버린다.

이러한 것들은 경제활동에 있어서 인간이 반드시 합리적인 의사결정을 하고 있지 않다는 예입니다.

이러한 인간의 반드시 합리적이라고 할 수는 없는 행동에 대해 생각하고 합리적으로 행동하기 위한 구체적인 방법을 연구하는 것이 행동경제학입니다.

참고로, 행동경제학에서는 ①과 같은 심리를 '현재 편향', ②와 같은 심리를 '프라이밍(Priming) 효과', ③과 같은 심리를 '대표성 휴리스틱(Heuristic, 주먹구구 셈법, 도박사의 오류)'이라고 부릅니다.

∷ 행동경제학의 중심 명제 '프로스팩트 이론'

그런 행동경제학의 창시자 중 한 명이 인지심리학자이면서 2002년에 '노벨경제학상'을 수상한 대니얼 카너먼입니다. 카너먼 교수의 수상으로 행동경제학은 일약 주목을 받게 되었습니다.

카너먼 교수의 수상 이유는 '프로스펙트 이론(Prospect Theory)'을 발전시켰다는 점이었습니다.

프로스펙트 이론은 '인간은 손익 계산이 결부되었을 때 어떤 행동을 하는 경향이 있는가?'를 설명하는 이론입니다. 이 이론에 따르면, '인간은 불확실한 상황에서 의사결정을 할 때 감정과 감각이 왜곡되기 때문에 합리적인 판단을 내리는 것이 어렵다'는 것입니다.

조금 이해하기 어려우므로 예를 들어봅시다.

당신이라면 다음 2가지 질문에서 어느 것을 선택하겠습니까?

[질문1] 다음의 'A', 'B' 중 어느 쪽 선택지를 고르겠습니까?

> A. 아무것도 하지 않고 100만 엔을 받을 수 있다.
>
> B. 동전을 던져서 '앞'이 나오면 200만 엔을 받을 수 있다.(단, '뒤'라면 아무것도 받을 수 없다)

이 경우 많은 사람은 확실히 이익을 얻을 수 있는 'A'를 고르지 않을까요? 그렇다면, 다음의 질문은 어떤가요?

[질문2] 당신에게는 100만 엔의 빚이 있습니다. 그 경우 다음의 'C', 'D' 중 어느 쪽 선택지를 고르겠습니까?

C. 아무것도 하지 않고 50만 엔을 받고 남은 빚은 50만 엔이 된다

D. 동전을 던져서 '앞'이 나오면 100만 엔을 받고 빚이 0이 된다(단, '뒤'라면 아무것도 받을 수 없어 빚은 그대로 100만엔)

[그림4-1] '프로스팩트이론'

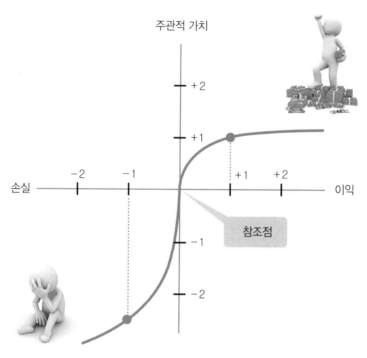

◇ '지금(참조점)' 기준에서 봐서 이익이라고 생각하면 인간은 '이익' 쪽으로 움직인다. 한편, '지금(참조점)'에서 봐서 손해라고 생각하면 손실을 피하는 행동을 취한다.

◇ 같은 조건의 '이익'과 '손실'의 경우에는 '손실'을 2~2.5배로 느낀다.

이렇게 되면 'D'를 선택하는 사람이 갑자기 많아집니다. [질문1]처럼 빚이 없을 때는 확실한 이익을 얻고자 하지만, [질문2]처럼 빚이 있을 때는 어중간한 이익을 얻기보다는 빚을 청산하고 싶다는 기분

이 강해지는 것입니다.

여기에서 알 수 있는 것은 인간은 항상 '흔들리지 않는' 판단축을 가지고 있는 것이 아니라 '지금 놓여 있는 상태(=참조점)'에 따라 판단축이 바뀐다는 것입니다. '지금 빚이 없는 상태'에서는 확실한 이익을 취하고 싶고, '지금 빚이 있는' 상태에서는 리스크를 취하여 한 방에 역전을 노리는 경향이 있다. 즉, '지금 놓인 상황'에 따라 의사결정의 질이 바뀌는 것이다.

참고로 이때 이익이 얻어질 것 같은 국면에서 이익이 확실히 손에 들어오도록 행동하는 것을 '확실성 효과', 손실을 입을 것 같은 때는 그 손실이 가장 작아지도록 행동하고 싶어 하는 것은 '손실 회피 경향'이라고 합니다. 이것이 프로스팩트 전망 이론의 기본적인 내용입니다.

또한 프로스팩트 이론에서는 같은 조건의 '이익'과 '손실'이라면 인간은 손실 쪽을 2~2.5배 무겁게 느낀다고 합니다. 즉 인간은 '이익을 보고 싶다'는 마음보다 '손해 보고 싶지 않다'는 마음이 더욱 강한 생물인 것입니다.

이러한 인간의 심리적 경향과 행동을 비즈니스에 응용하면 다음과 같은 장면을 상정할 수 있습니다.

● '기간 한정 캠페인' : 기간 한정 세일, 기간 한정 포인트 20배, 에코백 증

정 등 소비자에게 '이 기간에 사는 것이 확실히 이익이다. 이 시기에 사지 않는 것은 손해다'라고 느끼게 함으로써 구매를 촉진한다(=이것은 상품을 사지 않은 자신을 기준(참조점)으로 하여 손익을 생각하게 하는 교묘한 방법입니다).

- '우대제도' : '○○엔 이상 구입하면 배송 무료' 등의 우대 제도를 내세움으로써 소비자에게 '우대제도를 사용하지 않으면 손해를 본다'고 느끼게 하여 구매를 촉진한다(=이것도 상품을 사지 않은 자신을 기준[참조점]으로 하여 서비스를 받을 수 없는 자신의 행동을 손실이라고 생각하게 하는 방법입니다).

- '전액반환 보증제도' : '산 물건이 생각한 물건과 달라 손해 보는 것이 싫다'는 소비자 심리에 안심감을 주어 구매를 촉진한다(=상품을 사기 전의 자신을 기준[참조점]으로 하여 그 시점보다 손해 보지 않는 것을 어필하고 있습니다).

소비자의 '이익은 보고 싶지만, 그 이상으로 손해를 보고 싶지 않다'라는 심리 경향과 그것에 동반하는 행동. 이러한 것들을 이해함으로써 파는 쪽은 소비자의 행동을 예측하고, 그에 따른 마케팅을 디자인하고 있습니다. 이러한 마케터의 테크닉은 프로스펙트 이론으로 설명할 수 있습니다.

🏁 사람의 등을 살짝 미는 '넛지'

그리고 또 하나. 행동경제학 중에서 유명한 것이 '넛지(타인의 선택을 유도하는 부드러운 개입, Nudge)'입니다.

'넛지'란 '행동경제학의 지식을 이용해서 바람직한 행동을 취할 수 있도록 인간의 등을 살짝 미는 것처럼 부드럽게 개입하는 메커니즘' 을 말합니다. 대가나 벌칙으로 홀리게 하는 것이 아니라, 사람이 의사결정을 할 때의 환경을 설계함으로써 무의식적으로 자발적인 행동 변용을 촉진합니다. 2017년 노벨경제학상을 수상한 시카고대학의 경제학자인 리차드 탈러 교수와 하버드대학 로스쿨 교수인 캐스 선스타인이 제창한 이 이론이 '넛지'입니다.

만일 당신이 남성이라면 공항 등의 공공시설이나 상업시설의 남성용 화장실 소변기에 붙어 있는 '파리'나 '표적 마크' 씰을 본 적이 있지 않습니까?

남성은 그 씰을 보면 그곳을 조준하여 배뇨함으로써 화장실을 깨끗이 사용되게 됩니다. 조사에 따르면, 이 씰 덕분에 화장실 청소 시간을 80%나 줄일 수 있었다고 합니다.

이처럼 사회적으로 바람직하다고 생각되는 행동을 강제하는 것이 아니라, 살짝 등을 밀듯이 행동으로 이어지게 하는 장치가 넛지입니다.

░ 내가 행동경제학을 배우기 시작한 이유

제가 행동경제학을 처음 만난 것은 2018년이었습니다.

어떤 인연으로 키타큐슈(北九州)시립대학 대학원의 마츠다 켄(松田 憲) 교수와 알게 되었습니다. 사무적인 이야기를 끝내고 술자리에서 이야기하던 중에 마츠다 교수가 키타큐슈시립대학 대학원 매니지먼트연구과(비즈니스스쿨)의 교원도 겸하고 있다는 것을 알았습니다.

젊은 시절 미국 대학에서 MBA(경영학 석사)를 취득하는 것이 꿈이었던 저는 그 비즈니스스쿨의 이야기에 푹 빠졌습니다. 그리고 수업도 야간에 있어서 마츠다 교수가 권하는 대로 그 자리에서 입학시험을 보겠다고 선언했습니다.

비즈니스스쿨에 입학한 저는 예정대로 마츠다 교수 연구실에 들어갔습니다.

연구실에서 학생들은 각자 독자적인 연구 주제를 정합니다. 마츠다 교수가 '마케팅'과 '소비자 행동' 강좌를 담당하고 있어 저도 안과에서 진찰받는 환자의 소비자(적) 행동에 대해 연구하고자 생각하였습니다. 연구 주제에 대해 마츠다 교수에게 이야기하자 "그렇다면 행동경제학을 연구 주제로 하면 어떨까요? 합리적이라고 할 수 없는 인간의 행동을 연구하는 학문이 행동경제학이니까 무언가 얻을 것이 있을 겁니다"라고 조언해 주었습니다. 그런 말을 들으니 확실히 우리 안과

클리닉에서 진료 받는 환자의 행동에는 의사인 제가 볼 때 비합리적인 것이 많았습니다. 그리고 교수의 추천을 받아 행동경제학 입문서를 읽어 보니 클리닉에서 느끼고 있던 문제의식과 겹치는 부분이 몇 가지나 발견되었습니다.

이와 함께 그 문제의식의 배후에 있는 인간의 인지 편향에 대해서도 배울 것이 많았습니다. '편향'이란 간단히 말하자면 '치우친 확신'을 말합니다.

이러한 배움 속에서 행동경제학의 이론과 틀을 사용하여 의료를 설계할 수 있다면 환자는 고생하지 않고 안심하며 진찰을 받을 수 있지 않을까? 그렇게 생각한 저는 '행동경제학'과 '(근시 대책도 포함한) 안과 진료'를 조합한 연구를 시작하게 된 것입니다.

행동경제학 × 근시 대책

그럼 여기서부터는 실제로 행동경제학의 이론과 틀을 이용하여 근시 대책을 효과적으로 추진하는 넛지에 대해 생각해 보도록 하겠습니다.

어떻게 넛지를 설계했는지에 대해서는 이 책의 메인 테마인 '근시 대책'과 거리가 있어 여기서는 기술하지 않지만, 어떤 넛지도 실천적·효과적 넛지가 됨으로 재미있다고 생각되는 넛지, 이거라면 할 수 있을 것 같다고 생각되는 넛지가 있다면 주저하지 말고 도전해 보시기 바랍니다.

넛지 ① '근시나이'로 근시의 진행도를 재확인

●─ '근시나이'라는 '근시 넛지'

갑작스럽지만, 당신에게 초등학생 자녀가 있다고 합시다.

그 아이가 초등학교의 안과 검진에서 "시력이 떨어지고 있으므로 안과에서 진찰을 받으세요"라는 말을 들었습니다.

아이를 안과에 데려간 당신은 의사로부터 다음과 같은 말을 듣습니다. 다음 A, B 중 어느 쪽 말을 들으면 가슴이 철렁합니까?

A. 자녀분은 마이너스 6D(디옵터)의 중등도근시입니다.

B. 자녀분의 근시나이는 60세입니다.

역시 'B쪽이 철렁한다'는 분이 많지 않을까요?

A의 '마이너스 6D', '중등도근시'라는 표현은 이 책을 여기까지 읽으신 분이라면 '안구가 길어져서 축성근시가 상당히 진전되어 있는 상황이군. 좋지 않은데'라고 이해할 수 있을 것입니다. 하지만 아무래도 '마이너스 6D라는 것은 결국 어느 정도 나쁜 걸까?'라는 애매함도 남지 않을까요?

한편 B와 같이 초등학생 자녀의 근시나이가 '60세'라는 말을 들으면 더 이상 지체할 수 없는 상황까지 근시가 진행되어 있다는 것을 감각으로 알 수 있습니다.

참고로 '근시나이'는 일반 안과에서 사용되는 용어가 아닙니다. 제가 행동경제학의 틀을 사용하여 만든, 근시의 심각도를 인식하기 쉽게 하기 위한 '근시 넛지'입니다.

이는 제2장에서 이야기한 '눈의 굴절도수'(68페이지)를 신체 나이로 치환한 것입니다.

굴절도수와 근시의 정도를 정리하면,

- 마이너스 1D ~ 마이너스 3D는 '경도근시'
- 마이너스 3D ~ 마이너스 6D는 '중등도근시'
- 마이너스 6D 이상은 '강도근시'가 됩니다.

마이너스 6D 이상의 강도근시가 될 무렵에는 안축장이 상당히 길어져 안구가 꽤 당겨져 있습니다. 그 결과 안저의 망막과 맥락막(脈絡膜)도 얇게 늘어나서 눈의 이상과 질병이 나타나기 쉽습니다.

제가 만든 '근시 넛지'인 근시나이는 마이너스 1D라면 10세, 마이너스 4D라면 40세, 마이너스 6D라면 60세로 계산됩니다.

●── '프레이밍 효과'로 현상 인식이 바뀐다

근시나이를 사용하는 장점은 '실명으로 이어지는 눈의 질병 발병이 바로 여기까지 다가와 있다…'라고 실감할 수 있어 근시 대책을 위한 행동 변용의 계기를 만들 수 있다는 것입니다.

이처럼 같은 것이라도 표현하는 틀(프레이밍)을 바꿈으로써 그것이 주는 인상을 바꿀 수 있는 심리적 효과를 행동경제학에서는 '프레이밍 효과'라고 합니다.

이 프레이밍 효과를 이용하여 자녀의 근시 진행 정도를 알려줌으로써 '근시 진행은 손실'이라는 메시지를 전하면 부모님의 근시에 대한 인식이 확 바뀝니다.

저는 과거에 보호자로 내원한 부모님께 "자녀의 눈 굴절도수는 마이너스 3D입니다. 지금 상태라면 근시가 더욱 진행되어 자녀가 40세에서 50세가 되었을 때 여러 가지 안질환이 나타납니다. 그리고 그 때문에 실명할지도 모릅니다"라고 설명하였습니다.

하지만 이런 제 설명을 무겁게 받아들이는 부모님은 거의 없습니다. 제가 근시 진행의 위험성을 열심히 설명해도 "아, 그런가요. 근시 대책이요. 생각해 볼게요"라는 분이 대부분입니다.

이러한 부모님에게는 '현상 유지 편향'이 작동하고 있습니다. 현상 유지 편향이란 '조금 근시가 되어도 당장 곤란한 일은 아무것도 일어나지 않으니까 앞으로도 일어나지 않는다'는, '현재'의 상황이 앞으로 계속될 것이라고 생각하고 싶어 하는 믿음을 말합니다.

혹은 "선생님 말씀은 잘 알겠습니다만, 지금 바로 실명하는 것도 아니고 아직 괜찮을 겁니다!"라고 믿는 '현재 편향'이 작동하고 있는 경우도 있습니다. 현재 편향이란 미래에 있을 커다란 가치보다 현재의 작은 가치를 우선하는 심리상태를 말합니다.

이러한 편향을 가진 부모님은 '근시 리스크에 대한 정보 부족'에 빠져 있습니다. 이에 대한 효과적인 넛지는 만일의 경우 발생할 수 있는 리스크를 확실하게 전달하는 것입니다. 따라서 감각으로 근시의 진행도를 알기 쉽게 해주는 '근시 넛지'를 사용함으로써 '이대로라면 손해를 본다'는 기분을 강하게 갖도록 하는 것이 가능해집니다.

●— '근시 대책을 미룰 시간이 없다'라는 인식

2020년부터 시작된 코로나 팬데믹에 의한 칩거생활로 스마트폰과 게임기 사용 시간이 늘었습니다. 그 결과 아이들의 근시 진행 속도는 놀랄 정도로 빨라져 근시 발병의 저 연령화도 진행되고 있습니다.

그러한 상황에 따라 저는 '근시나이'를 사용한 '근시넛지'를 적극적으로 활용하기로 하였습니다.

진료실에서는 실제로 다음과 같은 대화를 하고 있습니다.

저   : "○○ 학생은 지난해까지 근시나이가 20세였습니다.

       하지만 올해의 근시나이는 60세가 되어버렸습니다"

부모님 : "예? 60세?"

저　　　: "예. 근시나이는 60세입니다. 사람은 60세가 되면 여러
　　　　가지 질병이 나타나죠? 자녀분도 근시나이가 60세이기
　　　　때문에 앞으로 눈에 여러 가지 질병이 나타날 가능성이
　　　　있습니다."
부모님　: "큰일이네요. ○○, 오늘부터 스마트폰은 하루 1시간까지
　　　　야!"

　이런 식으로 부모님의 인식과 언동이 바뀝니다. 함께 온 자녀도 깜
짝 놀라 자신의 눈에 대한 인식이 바뀝니다. '이제 시력을 지키기 위
해서는 대책을 미룰 시간이 없다'고 인식하기 때문입니다.

　이때 실제 나이와 근시나이의 차이가 크면 클수록 '근시에 대해 진
지하게 대처해야겠다.'는 자세가 분명해집니다.

　이 넛지를 이용하면서부터 부모님들이 자녀의 근시 문제에 흥미를
갖기 시작한다는 것을 확실히 느끼고 있습니다.

　이것은 의사인 제가 실천하고 있는 넛지 이지만 당신이 환자나 그
부모님이라면 병원이나 안경원에서 "굴절도수는 마이너스 5.25D입
니다"라는 말을 들을 경우, 자신의 마음속에서 '그렇다면 근시 연령은
52세 정도구나' 등으로 환산해 봅시다.

　그것만으로도 느껴지는 위기감의 정도가 상당히 바뀔 것입니다.

●── 75세에 실명하고 100세까지 살게 된다면?

이 책의 타이틀이기도 한 '실명'에 대해서 당신은 어느 정도나 피부로 느끼고 있나요? 당신 주위에 있는 사람 중에 실명한 사람은 있나요? 이 책을 읽고 계신 분 중 대다수는 '실명한다는 것이 어떤 것인가'를 구체적으로 상상한 적이 없지 않을까 생각합니다.

하지만 저는 안과의사이고 친척 중에 실명한 사람이 있기에 '실명'이 어떤 상태인지를 매우 가깝게 느끼고 있습니다. 또한 그 불편함을 자세히 봐왔습니다. 이러한 '실명에 의한 손실'을 실제로 느끼는 것이 근시 진행 예방을 위한 노력에는 필수적입니다.

그런 이유로 여기에서는 '실명에 의한 손실'을 유사 체험할 수 있는 넛지를 소개하겠습니다.

저는 이 넛지를 '100세 인생 넛지'라고 이름 붙였습니다.

런던 비즈니스스쿨 교수이자 조직론 전문가인 린다 그래튼 교수의 저서 'LIFE SHIFT - 100세 시대의 인생 전략'(동양경제신보사)으로 유행어가 된 '100세 인생 시대'라는 말은 지금은 많은 사람이 당연하게 사용하고 있습니다.

제가 제창하는 '100세 인생 넛지'는 어려서 근시가 발병하여 그대로 진행한 결과, 예를 들어 '75세에 실명하고 100세까지 산다면 어떻게 하지?'라는 것에서 시작하는, 인생을 다시 바라보는 넛지입니다.

●── 가족은 볼 수 없게 된 '당신'을 서포트해 줄까?

인간에게는 '어쨌든 손해 보는 것은 싫다'는 심리 경향(손실 회피 경향)이 내재되어 있다는 것은 앞서 언급한 전망 이론에 따르면 확실합니다.

그렇다면 100세 인생 시대에 비교적 젊은 나이에 실명하게 되어 남은 인생을 보이지 않는 상태에서 살아가게 되는 경우, 당신과 당신 주위의 사람이 입는 '손실'은 어떤 것일까요? 이에 대해 구체적으로 상상해 봅시다.

사단법인 일본안과의사회의 2009년의 자료에 따르면, 시각장애인의 개호(介護, 간병 행위) 가족은 '병원 통원 동행'과 '가정 내 케어' 등을 위하여 1주일 평균 17시간을 개호에 할애하고 있다고 합니다. 그 때문에 어쩔 수 없이 직장 결근 등으로 개호자의 45%가 일을 포기하고 있습니다.

만일 당신의 눈이 안 보이게 된다면 돌봐주는 사람은 누구일까요?

부모님인가요?

형제 · 자매인가요?

배우자인가요?

아니면 자녀인가요?

당신의 눈이 보이지 않게 되는 것은 당신뿐만 아니라 당신을 돌보는 주변 사람들의 활동을 몇십년이나 제한하게 되는 것입니다. 또한 당신의 소중한 사람들의 눈이 안 보이게 된 경우에는 반대로 당신이 그러한 상황에 놓이게 됩니다.

참고로, 2005년에 시행한 OECD의 조사에서는 유감스럽게도 일본인은 자신 이외의 사람을 돌보는 것을 세계에서 가장 싫어하는 국민이라는 결과가 나왔습니다. 일본인은 배우자·배우자의 부모뿐 아니라 자신의 자녀들을 돌보기 위해 시간을 할애하는 것조차 싫어하는 경향이 강하다고 합니다.

이것이 사실이라면 당신의 눈이 보이지 않게 되었을 때 당신의 부모·형제자매·배우자·자녀는 당신을 돌봐주지 않을 가능성이 매우 높습니다. 더구나 그 상황이 몇 십 년이나 계속되는 것입니다.

만일 당신의 자녀가 눈이 보이지 않게 된다면 자녀 역시 같은 상황에 빠지게 된다는 것도 충분히 생각할 수 있습니다.

●── 시력 저하로 '고독'이라는 병에 걸리기 쉬워진다

또한 눈이 보이지 않는다는 것은 그 기간만큼 '고독'에 빠지기 쉽다는 것이기도 합니다.

고독은 사회 참여 감소에 의해 가속된다는 것은 잘 알려진 사실입니다.

일본에서는 특히 남성의 경우, 정년퇴직 후의 사회 참여가 줄어 고독에 빠지기 쉽다고 합니다. 한편, 여성의 경우는 남성에 비해 사회 참여율이 높다는 보고도 있지만, 최근에는 여성의 사회 진출과 고령화의 영향, 지역사회와의 관계 희박 등이 영향을 미쳐 여성 역시 그 기회가 줄고 있다는 이야기도 들립니다.

그런데 사회 참여 감소 원인 중 하나가 '눈이 잘 보이지 않게 되었기 때문'이라는 것을 알고 있는 사람은 얼마나 될까요? 사실 '시력'은 사회 참여를 위한 중요한 결정 인자 중 하나인 것입니다.

2020년 준텐도(順天堂)대학 안과학 강좌의 대학원생 요시다 유토(吉田悠人)와 히라츠카 요시무네(平塚吉宗) 선임부교수 등이 발표한 보고에 따르면, '시력'이 좋은 사람의 사회 참여율은 보통 사람에 비해 1.3~1.6배 높았습니다.

한편 '시력'이 나쁜 사람의 경우, 사회 참여율이 0.6배로 크게 감소하고 있다는 것이 밝혀졌습니다. 즉 시력이 나쁜 사람은 그만큼 고독에 빠지기 쉽다는 사실이 드러난 것입니다.

고독이 사람의 건강을 해친다는 것은 유럽과 미국을 중심으로 이전부터 보고되어 왔습니다.

'고독은 현대의 전염병'이라고도 일컬어지고 있으며, 그 때문에 영국 정부는 내각 안에 '고독부(Ministry of Loneliness)를) 설치하여 거국적으로 고독 대책을 시작하였습니다.

또한 오카모토 준코(岡本純子)의 '세계에서 제일 고독한 일본의 아저씨'(카토카와신서)에 따르면, 미국 공중위생국 장관이었던 비백 머시는 병에 걸린 사람을 관찰한 결과 공통된 요인이 고독이었다고 말하고, "사람은 심장병과 당뇨병, 뇌졸중으로 죽는 것보다 고독에 의해 죽는다"고 보고하고 있습니다. 이 정도로 고독은 심각한 사회문제인 것입니다.

시력 저하가 불러오는 고독은 수명조차 줄일 가능성이 높다는 의미입니다.

●── '실명에 의한 고독'이 커다란 경제적 손실을 낳는다

고독에 의해 수명이 줄어들어 연금 등 국가의 경제적 지원을 받을 기회조차 상실할 가능성도 있습니다.

여기서 이런 미래를 상상해 보십시오.

젊어서 근시가 발병하고, 그 후에도 근시가 계속 진행되어, 중년 무렵에는 실명에 이르는 눈병으로 발전, 정년이 되는 날 실명하였다. 실명의 충격과 정년으로 사회적 연결고리가 상실된다. 따라서 정년 이후 연금을 받을 나이가 될 때까지 몇 년간 회사와 촉탁직으로 계약을 맺는 것도 불가능하여 고독으로 굴러 떨어진다. 그리고 몇 년 후 그 고독이 원인이 되어 몇 십 년간 국가로부터 받을 수 있는 연금을 변변히 받아보지도 못하고 세상을 떠난다.

어떤가요? 만일 제가 이런 인생을 보내게 된다면, 자신의 젊은 시절의 생활습관을 후회하고 또 후회할 것입니다.

이 책에서 반복해서 이야기하고 있듯이, 인간에게는 '어쨌든 손해를 싫어하는' 심리 경향이 갖추어져 있으므로 자신이 이러한 상황이 되는 것은 절대로 피하고 싶은 사태일 것입니다. 더구나 인구 감소와 초고령화의 영향으로 일본의 연금 수급 개시 연령은 조금씩 올라가고 있습니다. 그렇다면, 가능한 한 오랫동안 건강하게 장수하지 않으면 우리가 정말 싫어하는 '지불한 만큼 손해'가 될 가능성이 높은 것입니다.

사실, 제 아버지는 62세에 돌아가셨는데 40년 이상 납부해 온 연금을 1년밖에 받지 못하고 돌아가셨습니다. 또 삼촌은 지방공무원으로 40년 이상 봉직하셨는데, 정년퇴직하고 1주일 후에 돌아가셨습니다. 삼촌은 실질적으로 단 1엔도 연금을 받지 못하고 사망한 것입니다.

아버지도, 삼촌도 몇 십 년 동안이나 열심히 일하며 꾸준히 연금을 납부했는데, 거의 받지 못하고 이 세상을 떠난 것을 애석해 하셨을 겁니다.

'지불한 만큼 손해'에 빠지게 하는 원인 중 하나에 사람을 고독으로 밀어 넣는 '시력 저하'가 있는 것입니다.

●── 내가 실천하는 '100세 인생 넛지'

시력 저하가 불러오는 고독하고 건강하지 못한 인생.

그런 인생을 걷지 않기 위해 저는 자기 자신에게 '100세 인생 넛지'라는 디폴트를 걸어놓고 있습니다. 디폴트란 자신이 하지 않으면 안 되는 것을 우선적으로 실행할 수 있도록 '초기 설정'으로 정해두는 것입니다.

예를 들어, 저는 현재 무엇이든 '미루는' 편향을 가진 사람입니다. 그러면서 '나는 85세까지 의사로서 건강하게 일하고 싶다'라고 생각하고 있습니다.

이 희망을 성취하는 데 장애가 되는 것은 '85세까지 계속 일하기 위해서 '무엇을 해야 하는지'를 알고 있으면서도 이를 미루고 싶어 하는 편향 때문에 그 '해야 하는 것'을 미뤄버리는 습관'입니다.

그래서 저는 50세 생일을 맞이한 날에 다음과 같이 '100세 인생 넛지'라고 이름 붙인 것을 셀프 매니지먼트를 위해 디폴트 설정을 만들었습니다.

① 매년 6월 둘째 주 수요일에 종합검진을 받는다.

② 65세가 되면 보이 든 보이지 안 든 백내장 수술을 받는다.

③ 배움의 스승에게 사사받는 것을 빠뜨리지 않는다.

①②는 눈을 포함한 건강을 유지하기 위한 것이고, ③은 고독에 빠지지 않기 위한 설정입니다.

저는 현재 55세이므로 아직 ②의 백내장 수술은 받지 않았지만, ①과 ③에 관해서는 미루는 버릇이 있는 저도 실천하고 있기에 효과적인 넛지라고 할 수 있을 것 같습니다.

어렵게 생각할 필요는 없습니다. '만일 100세까지 살게 되면 어떡하지?'라고 상상하고, 그때의 당신에게 가장 우선 시 되는 것은 무엇일지 구체적으로 종이에 적어 보십시오. 그리고 우선 시 되는 것을 100세까지 유지하기 위해 무엇이 필요할지 생각해본 뒤 그것을 실행하기 위한 약속(→규칙)을 사전에 정해두기만 하면 되는 것입니다.

물론 시력 보호를 우선 사항에 추가하는 것을 잊지 않기 바랍니다.

넛지 ③ '선글라스 넛지'로 눈의 이상 조기 발견

●── 시력 악화를 인식하지 못하는 이유

실명에 이르는 눈의 질병에는 흥미로운 특징이 있습니다. 그것은 좌우 양쪽 눈이 동시에 실명하는 건 아니라는 사실입니다. 좌우 중 반드시 어느 한쪽이 먼저 실명의 위기를 만납니다.

문제는 그때 인간은 실명하고 있는 자신의 눈 상태를 인식할 수 없다는 것입니다. 인식하지 못하는 이유는 단순합니다. 사람에게는 2개의 눈이 있기 때문입니다.

예를 들어 "최근 오른쪽(혹은 왼쪽) 눈의 상태가 나쁜데요."라고 말하며 클리닉에 찾아오는 환자 중에는 양쪽 눈 모두 질병이 상당히 진행되고 있는 분이 있습니다.

환자 본인은 '최근 시력이 떨어진 느낌이 있다'는 정도의 인식이더라도 질병은 이미 상당한 정도까지 진행된 상태로 실명 직전인 경우도 결코 드물지 않습니다.

환자가 왜 여기까지 증상을 방치해 두었느냐 하면 2개 있는 눈 중 한쪽의 시력이 떨어져도 다른 한쪽이 양호하다면 그 양호한 쪽의 눈이 전체의 시력을 커버해 주기 때문입니다. 따라서 잘 보이지 않는 쪽의 눈은 신경 쓰이지 않는 것입니다.

'넛지'를 제창한 탈러 교수는 그의 저서에서 다음과 같은 에피소드를 소개하고 있습니다.

자동차의 헤드라이트 양쪽이 동시에 고장 나버린 남자가 라디오 인생 상담 프로그램에 다음과 같은 투고를 합니다. "양쪽이 한 번에 고장 나다니 있을 수 없는 일이다! 이 차에는 무언가 구조적인 결함이 있을 것이다!"라고.

이것에 대해 응답자인 라디오 출연자는 이렇게 대답합니다. "아니다. 원래 한쪽 헤드라이트가 고장 나 있었다!" "한쪽 헤드라이트가 이미 고장 나 있었는데 다른 한쪽의 라이트도 망가지면서 라이트가 고장 난 것을 알게 되었을 뿐이다!"라고 이야기했다는 내용입니다.

한쪽 헤드라이트만 고장 났을 뿐이라면 대부분의 사람은 인식하지 못하고, 민감한 사람이라도 '(라이트가)조금 어둡네'라는 반응을 보일 정도일 것입니다.

하지만 양쪽 헤드라이트가 고장 나면 차 앞이 깜깜하므로 헤드라이트가 고장 난 것을 인식하지 못하는 경우는 없습니다.

이것과 마찬가지로 어떤 계기로 보이는 게 좀 이상하다고 인식한 환자는 "갑자기 눈이 보이지 않는다"고 말하면서 안과를 찾아오는데, 대개의 경우 보이지 않게 된 것을 인식하기 한참 전부터 눈의 증상은 시작되고 있던 것입니다.

● ── "매일 하세요"라는 말을 들어도...

눈이 2개 있는 것이 원인이 되어 질병의 진행을 놓치게 된다. 그런 것을 없애기 위한 방법으로 저는 환자에게 "하루에 한 번 한쪽 눈으로만 사물을 바라보십시오"라고 말합니다. 한쪽 눈으로 어떻게 보이는지 매일 체크함으로써 눈의 질병을 일찍 발견할 수 있습니다.

이때 장지문의 격자, 엑셀의 워크시트 등 격자무늬가 들어있는 것을 보면 좋습니다. 만일 격자가 왜곡되어 보이거나, 보려고 하는 부분이 흐릿해지는 등 보이는 게 이상하다고 느낀 경우에는 곧바로 안과에서 진찰을 받으십시오.

이는 간단하지만 의외로 효과가 높은 실명 예방법입니다. 특히 중등도 이상의 근시가 있는 성인의 경우에는 이 '한쪽 눈으로 본다'를 매일 반복하는 것만으로도 눈의 질병을 조기 발견할 수 있기 때문에 불필요한 의료보험을 드는 것보다도 경제적입니다.

하지만 매일 해야 하는 것을 금방 잊어버려 좀처럼 계속하지 못하는 게 우리 인간의 천성입니다.

우리는 시간을 들인 일의 효과가 곧바로 나타나지 않으면 그를 위해 사용한 시간을 '손실'이라고 느끼게 됩니다. 설령 그것이 '한쪽 눈으로 사물을 보는' 아주 간단한 것이라도 말입니다.

●── 선글라스를 신호로 확인 스위치 ON

그렇다면 '한쪽 눈으로 사물을 보는 것'을 '손실'이라고 느끼지 않게 하기 위해서는 어떤 방법이 있을까요?

제가 실행하고 있는 '하루 한 번 한쪽 눈으로만 사물 보기'를 위한 넛지는 '매일 사용하는 물건의 옆 혹은 매일 가는 장소에 선글라스를 둔다'는 것입니다.

그리고 '선글라스를 발견하면 일단 그것을 써본다. 그리고 쓴 상태에서 볼 때 좌우 차이가 있는지 체크한다'는 다짐을 마음속에 해둡니다. 소위 디폴트 설정형 넛지입니다.

선글라스를 쓰면 평소와 다르게 보이기 때문에 보이는 것의 작은 변화도 인식하기 쉬워집니다.

제가 그것을 알게 된 것은 마음에 드는 선글라스를 쓰고 차를 운전하고 나서 부터입니다.

환자에게는 "하루 한번 한쪽 눈으로 경치를 보고 좌우에 보이는 것이 차이는 없는지 매일 체크하세요"라고 말하고 있었지만, 이 선글라스를 쓰는 습관이 생기기 전까지는 저 자신도 한쪽 눈 체크를 하지 않았습니다. 왜냐하면 매일 체크하는 것은 귀찮으니까요...

하지만 선글라스를 쓰게 된 후부터는 보이는 게 달라지기 때문에 저의 눈을 자연히 의식하게 되었습니다.

선글라스가 없는 분은 100엔 숍에서 팔고 있는 것으로도 충분하니, 5~6개 사서 집 안에 자신이 매일 반드시 사용할 것 같은 장소나 방에 놓아 두십시오.

'선글라스를 보면 윙크'가 넛지의 표어입니다.

넛지 ④ "선생님, 가르쳐 주세요"로 올바른 의료정보를

●── "안경으로 눈이 나빠진다"는 '도시전설'을 믿는 어머니

안과의사를 하고 있으면 환자와 그 가족의 휴리스틱(Heuristics)적인 행동과 마주칩니다. 휴리스틱이란 행동경제학의 용어로 소위 '경험칙'을 말합니다. 심리학 용어에서는 '사고의 지름길' 혹은 '직관적

판단', '어림짐작 판단'이라고도 불립니다.

휴리스틱의 대표적인 것을 두 가지 소개합니다.

그중 하나가 '대표성 휴리스틱'입니다. 우리는 무언가를 결정할 때 자신의 경험 중에서 대표적인 것을 떠올려 의사결정 하는 경향이 있습니다. 예를 들어 '키가 크니까 농구를 잘 할 것이다'라든지 '교사이니까 성실할 것이다' 등입니다. 실제로는 키가 커도 농구를 잘 못 하는 사람도 있고, 교사라도 불성실한 사람은 있는 법인데 그럴싸한 특징을 바탕으로 아주 빠르게 판단을 내려버리는 경우가 자주 있습니다. 이것이 대표성 휴리스틱입니다.

또 하나는 '이용가능성 휴리스틱'입니다. 우리는 마찬가지로 무언가를 결정하는 상황에서 자신의 경험상 '떠올리는 게 간단한 것'을 이용해 의사결정 하는 경우가 자주 있습니다. 예를 들어 '점심을 먹을 때는 언제나 가는 식당에 간다'거나 '어느 음료를 살지 망설여질 때는 광고에서 본 것을 산다' 등입니다. 인상에 강하게 남아 있는 기억을 바탕으로 판단을 내리는 것이 이용가능성 휴리스틱입니다.

참고로 근시가 진행하기 시작한 성장기의 자녀를 가진 부모님 중에는 "인터넷에 안경을 쓰면 근시가 심해진다고 쓰여 있어서"라든가, "자녀 친구의 엄마가 "우리 아이는 안경을 쓴 다음부터 점점 눈이 나빠졌다"고 말했다"는 이유로 자신의 아이에게 절대로 안경이나 콘택트렌즈를 사용하게 하지 않는다는 분도 가끔 있습니다.

이러한 부모님은 인터넷의 정보나 소문, 가까운 사람의 체험담과 '도시전설' 등 떠올리기 쉬운 정보를 바탕으로 아이가 치료를 받게 할지 여부를 결정하고 있습니다. 즉, 이용가능성 휴리스틱의 덫에 걸려 있기 때문에 아이의 근시 진행을 멈출 기회를 빤히 보면서도 놓치고 있는 것입니다.

● ── 휴리스틱에 사로잡혀 판단을 잘못하는 경우도

우리는 의사결정을 할 때 대개는 경험칙, 즉 휴리스틱에 기반하여 결정합니다. 그리고 휴리스틱을 바탕으로 내린 결정은 대체로 정답입니다. 그 의사결정이 틀리지 않은 경우가 많다는 것 역시 우리는 '경험적으로' 잘 알고 있습니다.

하지만 사실은 휴리스틱을 사용하여 '정답'에 도달하는 정확도에는 상당한 불균등함이 있습니다. 특히 이제까지 경험한 적 없는 사건이나 인간의 일생 중에 드물게 만나는 사건에 대해서는 뇌가 자신의 경험 서랍장에서 정답을 꺼내는 것이 불가능합니다.

그 때문에 원래 이제까지 경험한 적이 없는 상황에서 곰곰이 시간을 들여 숙고하여 정답을 발견해야 하는데, 편해지고 싶어 하는 뇌는 소문이나 인터넷의 투고, 혹은 가까운 사람의 체험담 등 떠올리기 쉬운 기억에 곧장 달려들어 바로 의사결정을 해버리는 경향이 있습니다.

그러면 어떻게 될까요?

후회하는 경우가 적지 않을 것입니다.

예를 들어, 주택 구입 등 일생에 한 번 혹은 몇 번밖에 없는 구매를 소문과 인터넷의 정보만을 기반으로 실행하면 어떻게 될까요? 또한 번 절제하면 두 번 다시 원래대로 돌아갈 수 없는 외과수술을 받을 때 가까운 사람의 체험담에만 의존하여 결정하면 어떻게 될까요?

어쩌다 잘 되는 경우도 있겠지만 거기에는 후회로 이어지는 리스크가 많이 잠재되어 있다는 것을 알 수 있게 될 것이라고 생각합니다.

즉 인간은 경험이 적은 일을 '경험칙(휴리스틱)'으로 결정해서는 안되는 것입니다. 만일 당신이 리스크가 적은 인생을 살고 싶다면, 아주 잘 생각한 다음 행동하도록 하라는 것이 심리학과 통계학 그리고 행동경제학이 우리에게 가르쳐 주는 점입니다.

●── 숙고해야 할 타이밍을 틀리지 않는다

그렇다면 어떻게 해야 인간은 이용가능성 휴리스틱의 덫에 빠지지 않을까요?

그 대답은 매우 간단한데 '자신의 뇌는 편해지고 싶어서 소문이나 가까운 사람의 체험담에 의지하고 싶어 한다'고 알고 있으면 될 뿐입니다. 우리가 생각 없이 의사결정을 할 때, 거기에는 덫이 있다고 알고 있으면 되는 것입니다.

참고로 행동경제학의 창시자인 카너먼 교수 등은 휴리스틱 등의 믿음에 의해 자동으로 행해지는 '빠른 의사결정을 내리는 사고 패턴'을 '시스템1', 대답을 내는 데 주의력과 논리적 사고가 필요하고 시간이 걸리는 '느린 의사결정을 내리는 사고 패턴'을 '시스템2'라고 이름 붙였습니다.

이용가능성 휴리스틱의 덫에 빠지지 않기 위해서는 의식적으로 '시스템2'를 작동시키면 된다는 것입니다.

특히 일생을 좌우하는 의료에 관련된 의사결정을 할 때는 '여기는 시간을 들여 숙고해야 할 타이밍이다'라고 인식하고 '시스템2'를 작동할 필요가 있습니다.

그렇기 때문에 자녀와 자신의 눈의 치료에 대해 의사결정을 하고자 할 때, 상세한 정보를 조사하지 않고 얻기 쉬운 정보에 의지할 것 같은 자신을 인식했다면 '지금 뇌가 편안함을 추구하여 이용가능성 휴리스틱의 덫에 빠질 것 같다'는 사실을 반드시 떠올리고 시간을 들여서 숙고하기를 바랍니다.

●── "선생님은 어떻게 하고 계신가요?"

무엇보다 피해야 할 것은 몸에 이상이 있을 때 신뢰할 수 있는 지인이나 친구에게 "지금 이런 상태인데, 어떻게 하면 좋을까요?"라고 상담하는 것입니다. 이것은 이용가능성 휴리스틱의 덫에 일부러 빠지려는 것과 같습니다.

몸 상태가 나쁠 때 상담해야 할 상대는 의사이고, 눈의 상태가 나쁠 때 신용할 수 있는 사람은 안과의사뿐입니다.

어린 시절을 떠올려 보십시오. 모르거나 이해가 안 되는 것이 있으면 "선생님, 가르쳐 주세요"라고 질문을 했을 것입니다. 그때처럼 눈은 눈 전문가에게 "선생님, 가르쳐 주세요!"라고 물어보는 것만으로 휴리스틱의 덫에서 벗어날 수 있습니다.

단, 이때 안과의사에게 "선생님, 어떻게 하면 좋을까요?"라고 물어서는 안 됩니다. "선생님은 어떻게 하고 계시나요?"라고 물어보십시오.

자신의 아이가 근시로 판명되었을 때 눈 전문가인 안과의사는 어떻게 하고 있는가? 언제부터 어떤 근시 억제법을 실행하고 있는가? 안과의사 자신이 이미 근시가 진전되어 있는 경우에는 무엇을 하고 있는가?

인간은 행동에 본심이 나타나는 법입니다. 안과의사가 실제로 하고 있는 행동이야말로 그 의사가 정말로 효과적이라고 믿고 있는 치료법입니다. 그리고 전문가라는 사람들은 당신이 '의외'라고 생각하는 것을 하고 있기 마련입니다.

휴리스틱의 덫에 빠질 것 같은 때는 그런 자신을 인식하고, 눈의 스페셜리스트를 향해 "선생님, 알려 주세요!"라고 물어보십시오.

그것만으로도 눈에 대한 정확한 정보를 얻기 쉬워져 치료에 관해 잘 못된 의사결정을 하는 경우가 훨씬 적어집니다.

특히, 인간은 정신적 혹은 육체적으로 피로해 있을 때 휴리스틱의 덫에 걸리기 쉬워집니다. 또한 금전적으로 여유롭지 않은 상황에 있을 때도 매일매일 돈을 마련하는 데 많은 주의력과 의사력을 사용하게 되어 의사결정능력이 저하된다는 것이 알려져 있습니다. 괴로울 때일수록 휴리스틱의 덫에 빠져 전언(傳言)이나 소문에 휩쓸리기 쉽습니다. 이것을 확실히 이해해 둡시다.

넛지 ⑤ '1주일 합산'으로 실외활동을 늘린다

●── '1일 2시간 실외활동'은 가능한가?

앞 장에서도 소개하였지만, 아이의 근시 진행 예방법으로 확실한 과학적 증거가 뒷받침된 것 중 하나가 '1일 2시간 이상의 실외활동을 통해 1,000럭스 이상의 빛을 쐬는 것'입니다. 이 예방법에 거국적으로 노력하고 있는 대만과 싱가포르에서는 이미 아동의 근시 억제 효과가 나타나고 있습니다.

실제로 낮에 학교에 다니는 아이들이 1일 2시간 이상이나 되는 실외활동을 매일 하기 위해서는 야외수업 시간을 법률로 늘리는 등 국가에 의한 개입이 없으면 어려울 것입니다.

그런데 OECD 가맹국 중에서 현재 근시 대책에 적극적이지 않은 나라는 일본과 한국뿐이라는 이야기도 있습니다.

각국의 근시 대책에 뒤처져 있는 일본은 아이들의 장래, 나아가 자국의 장래를 지키기 위해서도 진지하게 대책을 시작할 필요가 있을 것입니다.

하지만 정부가 재정적으로 곤란한 입장에 있는 일본에서는 국가가 대책을 시작할 때까지는 상당한 시간이 걸릴 것 같습니다. 그렇다면 우리는 자신이 스스로 할 수 있는 것부터 시작해 두지 않으면 안 됩니다.

●── '1일' 이라는 틀을 바꿔 보면

그렇다면 어떻게 하면 '1일 2시간'의 실외활동 시간을 확보할 수 있을까요?

여기서는 넛지①에서 이용한 '프레이밍 효과'를 활용하여 '1일 2시간은 무리'라는 심리적 장벽을 낮춰 봅시다.

프레이밍 효과를 이용하여 표현하는 틀을 바꾸면 같은 것이라도 그것이 주는 인상을 바꿀 수 있습니다.

이번에는 표현의 틀을 '1일'에서 조금 큰 '1주일'로 해 봅시다. '1일 2시간 이상'이 아니라, '1주일 14시간 이상'으로 해 보는 것입니다.

이 조건이라면, 예를 들어 평일은 1일 1시간, 토요일·일요일은 1일 5시간씩 실외활동을 하면 달성할 수 있습니다.

일본인은 성실한 사람이 많기 때문에 '1일 2시간'이라고 한다면 1시간밖에 실외활동을 할 수 없는 날은 '아, 오늘은 1시간밖에 밖에 나갈 수 없었네'라고 낙담하여 계속하기가 싫어지는 사람이 많은 것 같습니다.

하지만 1주일 단위로 합산하게 되면 심리적인 장벽을 낮출 수 있습니다. 그 결과로 '가능한 한 많이 실외에서 시간을 보내자'라고 조금이라도 생각할 수 있게 되면 성공한 것입니다.

평소 생활을 하는 데 있어 시간 감각에 대한 의식이 바뀌면 행동도 서서히 바뀌어 갑니다. 이것이 프레이밍의 '진짜 효과'입니다.

'1일 2시간'이라고 부담 갖지 말고 '가능한 한 많이 아이와 밖에서 시간을 보내자'고 의식하는 것만으로도 장차 눈에 미치는 영향이 달라질 것이라고 생각합니다.

넛지 ⑥ '근업 극복 넛지'로 스마트폰과 친해지자!

●── '20-20-20' 법칙을 계속하는 법

이 책에서 반복해서 이야기한 내용이 장시간의 '근업(近業)'이 근시를 악화시킨다는 것입니다. 현대의 경우 스마트폰과 태블릿 등 소형 디지털 디바이스의 사용이 근업의 대표라고 할 수 있습니다. 그러한 디바이스에 의한 장시간 근업을 막기 위해서는 주로 2가지 방법을 생각할 수 있습니다.

첫 번째는 '20-20-20' 규칙(78페이지)에서 제시된 것과 같이 20~30분마다 먼 곳을 20초간 보는 등 규칙적으로 눈을 쉬게 하는 것입니다. 이 '20~30분마다 먼 곳을 본다'는 방법은 얼핏 보면 간단하지만 계속하려 한다면 어떨까요? 아마도 얼마간은 기억하고 있어도 몇 시간 정도 지나면 곧바로 잊어버리지 않을까요? 그 탓일까요, 실제로 '20-20-20' 규칙이 효과를 올렸다는 보고는 들리지 않습니다.

실제로 스마트폰 등의 디지털 디바이스로 인터넷과 SNS, 게임 등을 하고 있으면 정신을 차리고 나니 30분은커녕 1시간이 지나 있는 경우도 흔할 것입니다.

그럴 때는 우선 테크놀로지의 힘을 빌립시다.

과장된 표현일 수 있지만, 핵심은 20~30분마다 알람이 오도록 타이머를 설정해 두는 것입니다.

키친타이머나 스마트폰 타이머를 시용해도 좋다고 생각하며, 최근에는 '20-20-20' 규칙에 특화된 앱도 있으니 이를 이용해도 좋을 것입니다.

이러한 타이머나 앱을 사용하면 '20-20-20' 규칙이 당신 행동의 디폴트 설정(초기 설정)이 됩니다. '이 앱의 알람이 울리면 눈을 쉬게 한다'고 최초에 정해 두고 그다음에는 알람에 맞춰 따르면 되므로 계속하기가 쉬워지는 것입니다.

또한 이러한 알람 등으로 자신의 미래 행동에 미리 제약을 걸어두는 것을 행동경제학에서는 '행동장치(commitment device)'라고 부릅니다.

테크놀로지의 힘을 빌려 '디폴트 설정', '행동장치'라는 두 가지 강제력을 작동시킬 수 있는 넛지입니다. 모처럼 얻은 방법을 이용하지 않을 이유는 없다고 생각합니다.

'20-20-20', 'eye' 등으로 검색하면 앱을 곧바로 찾을 수 있으므로 그러한 것을 사용하면 편리합니다.

●── 어린아이를 위해서 인센티브로 '눈의 휴식'을 유도한다.

하지만 작은아이들은 알람이 울려도 보던 것에 열중하여 디바이스에서 눈을 떼지 않을지 모릅니다. 그 경우에는 주위의 어른이 '인센티브'를 사용해 보십시오. 인센티브란 '보상'을 말합니다.

예를 들어 '20-20-20' 규칙의 알람이 울리면 어른이 조금 떨어진 곳에서 아이가 좋아하는 캐릭터의 카드를 살짝 보여주고 '○○, 이게 뭐야?'라고 해봅니다. 혹은 작은 간식을 준비하고 20분 지나면 이 간식을 아이에게서 조금 떨어진 곳에 갖다 놓는 것도 효과적일지 모릅니다. 작은 보상으로 아이가 디지털 디바이스에서 눈을 떼어 준다면 성공한 것입니다.

매번 이렇게 하기는 힘들지 모르지만 당분간 알람이 울릴 때마다 매력적인 인센티브를 제시할 수 있다면 아이의 경우, '20-20-20' 규칙이 습관으로 자연히 몸에 밸 가능성이 있다고 생각합니다.

참고로, 최근에는 게임적인 요소를 응용하여 스마트폰 의존을 중단시키는 앱도 등장하였습니다.

예를 들어 '스마트폰을 그만두면 물고기가 성장한다'(Riko Design), 스마트폰을 이용하지 않은 시간에 비례해서 화면 속에 아름다운 물고기가 성장하는 앱입니다. 공부나 일에 집중하고 있는 동안 무심코 스마트폰을 만질 때는 이 앱을 이용함으로써 '스마트폰을 만지지 않는 것'을 즐길 수 있습니다. 즐거움도 인센티브의 일종이기 때문에 단지 타이머를 사용하는 것보다는 오래 계속할 수 있을 것 같습니다.

또한 성장한 물고기의 수와 크기에 따라 부모님이 아이와 함께 노는 시간을 늘리는 등 구체적인 인센티브를 준비할 수 있다면 더욱 좋을 것입니다.

또 하나는 'Forest: 스마트폰 중독의 해결법'(Seekrtech), 스마트폰을 사용하지 않는 시간에 비례해서 나무가 자라고 계속하면 숲이 되는 앱입니다. 나무가 점점 성장하는 재미가 있어서 역시 스마트폰을 만지지 않는 것을 즐길 수 있습니다.

이러한 앱과 매력적인 인센티브를 조합할 수 있다면 아이뿐 아니라 어른도 즐기면서 눈 건강을 지킬 수 있습니다.

●─ 근업을 근업이 아니게!

그리고 또 한 가지, 디지털 디바이스에 의한 장시간 근업을 막는 방법은 근업을 근업이 아니게 하는 것입니다. 이를 위해서는 가까이에서 사물을 보지 않아도 되도록 사용하는 디바이스를 크게 하는 방법이 있습니다. 즉, 커다란 디바이스를 디폴트 설정(초기 설정)으로 채택하는 것입니다.

스마트폰과 태블릿을 응시하는 작업이 근업이 되는 것은 단말기가 작기 때문입니다.

우리는 작은 것을 잘 보려고 눈을 가까이하는 것이므로 응시하는 대상을 크게 해버리면 눈과 디바이스 사이의 거리는 자연히 멀어집니다. 즉, 근업을 없앨 수 있는 것입니다.

예를 들어 장시간 스마트폰 게임을 할 때나, 태블릿으로 학습할 때 등은 가능하다면 TV나 컴퓨터 등 커다란 모니터에 연결해서 하도록 합시다. TV든 컴퓨터든 호환이 되는 기종이라면 케이블로 연결할 수 있고 최근에는 앱을 이용하여 무선으로 연결하는 것도 가능합니다.

나아가 이때 반드시 해야 할 것은 앉은 장소와 모니터의 위치를 고정하는 것입니다. 예를 들어 스마트폰과 TV를 연결한 경우 TV로부터 1~2m 떨어진 장소에 소파를 두는 등으로 앉는 장소를 고정합니다. 이렇게 함으로써 자연히 TV 화면으로부터 적절한 거리를 두어 눈에 부담이 적은 거리를 유지할 수 있습니다.

어린아이가 있는 경우는 소파 대신에 '발 모양 스티커'를 바닥에 붙이는 것도 권장합니다. 사람은 발 마크를 보면 자연히 거기에 자신의 발을 맞추어 멈추고 싶어집니다. 이러한 심리를 이용하여 'TV를 볼 때의 정위치는 여기'라고 아이에게 무의식중에 인식시키는 것입니다.

컴퓨터 모니터를 사용하는 경우에는 테이블 위처럼 모니터 설치 장소에 컬러테이프 등으로 '여기에 둔다'는 표시를 만들어 둡니다. 모니터와 눈의 적정거리는 모니터의 크기에 따라 다르지만 60~100cm 정도라고 합니다. 그렇기 때문에 의자로부터 저 정도 떨어진 거리에 모니터의 정위치를 정해 두는 것입니다.

표시를 해 두면 무의식 중에 모니터의 위치를 거기에 맞추게 되기 때문에 '정신을 차려보니 눈과 모니터의 거리가 가까워졌다'는 사태를 막을 수 있습니다.

모두 사소한 것이지만, 이러한 대책을 해 두면 자연히 근업을 하지 않게 됩니다.

넛지 ⑦   '역(逆) 매몰 비용'으로 오르토케라톨로지에 도전

●── 오르토케라톨로지 렌즈 비용 분할 시작

저는 현재 아이의 근시 억제를 위한 치료로 취침 시에 특수한 모양의 하드 콘택트렌즈를 착용함으로써 각막에 영향을 주는 '오르토케라톨로지 치료'가 가장 효과적이라고 생각합니다.

그렇기 때문에 "아이 눈의 미래를 위하여 무언가 좋은 치료법이 있나요?"라고 부모님이 물으면 우선은 오르토케라톨로자를 권장하고 있습니다.

하지만 문제는 오르토케라톨로지 렌즈 치료를 시작할 때 드는 고액의 비용 부담을 어떻게 해결하느냐 하는 것입니다. 오르토케라톨로지에 드는 초기 비용은 20만 엔 전후입니다. 이 금액은 아무나 간단히 지불할 수 있는 것이 아닙니다.

하지만 이 점에 대해 최근 안과의사들 사이에서 대응책을 제시하고 있습니다.

오르토케라톨로지 렌즈를 '구독(subscription economy)'하듯이 분할로 지불하는 방법이 시작된 것입니다.

아직 도입하고 있는 안과의사 · 안과클리닉이 많지는 않지만 매월 6,000~7,000엔 정도의 정액 요금을 지불함으로써 오르토케라톨로지 치료를 시작할 수 있습니다.

치료를 끝낼 때까지의 총비용을 생각하면 실제로는 구독 방식을 사용하지 않는 편이 저렴한 케이스가 많지만, 구독의 좋은 점은 초기 비용이 저렴하기 때문에 시작하기 쉽다는 것입니다. 그리고 도중에 '효과가 느껴지지 않아 중단하고 싶다'고 생각하면 그 시점에서 그만둘 수 있다는 것입니다. 또한 플랜을 제공하는 클리닉에 따라 다르지만 렌즈가 파손되거나 더러워진 경우 교환 비용도 정액 요금에 포함되어 있는 경우가 많아 예상한 것 외로 비용이 추가되는 리스크가 없다는 것입니다.

●── 분할 구독으로 '현상 유지 편향'이 작용하면

행동경제학적 관점에서 보면 '구독경제'라는 비즈니스모델은 흥미로운 시스템입니다. 구독 모델은 '한번 시작하면 중단 장벽이 높다'는 인간의 심리를 잘 활용하고 있습니다. 이 한 번 시작하면 그만두기 어렵다는 심리는 '현상 유지 편향'이라는 행동경제학 이론으로 설명할 수 있습니다.

현상 유지 편향의 예로는
- 통근이나 통학 시에 같은 시간의 지하철(버스)을 이용하고 같은 좌석에 앉으려고 한다

- 식사를 하러 갔을 때 항상 같은 메뉴를 주문한다
- 연인과 헤어진 후 다음에 사귀는 사람을 과거의 연인과 닮은 사람을 고른다

등입니다. 변화를 두려워해서 현상을 계속 유지하고자 하는 심리 경향이 '현상 유지 편향'입니다.

참고로 비즈니스의 세계에서 현상 유지 편향은 부정적으로 받아들여지고 있습니다.

예를 들어 기업의 경영자가 중대한 경영 판단을 해야 할 때는 손실을 피하고 싶다는 심리로 '현상 유지'를 주장하는 경우가 있습니다. 그 결과 기업은 성장의 싹이 짓밟히게 됩니다.

하지만 저는 근시 진행 억제의 관점에서는 이 '현상 유지 편향'이 오히려 플러스로 작용한다고 생각하고 있습니다. 오르토케라톨로지의 분할 이용으로 현상 유지 편향이 작동함으로써 치료를 계속하는 것이 용이해지기 때문입니다.

보충하자면 현상 유지 편향에는 현상을 변경하든, 변경하지 않든 어느 쪽이든 좋다는 심리가 근저에 있는 '관성에 의한 현상 유지 편향'과 일단 소유한 것에 애착을 느껴 소유를 유지하고 싶다고 느끼는 '손실 회피성에 의한 현상 유지 편향'이 있습니다.

오르토케라톨로지에 관해서는 후자를 강하게 느끼는 분이 많을 것 같습니다. '오르토케라톨로지 렌즈 착용을 통해 유지되고 있는 지금

의 시력을 잃고 싶지 않다'고 느끼는 것입니다.

앞서 언급한 전망 이론에 따르면, 인간은 손에 넣은 것은 손에 넣기 전보다 2~2.5배의 가치를 느낀다고 합니다. 그 때문에 손에 넣은 것을 포기하는 게 2~2.5배 이상의 이점이 없으면 현상을 유지하고 싶어 하는 경향이 있습니다.

그래서 한 번 구독을 시작하면 좋든 싫든 그만두어야겠다는 기분이 잘 들지 않게 됩니다.

단순한 낭비라면 얼른 그만두는 편이 좋다고 생각하지만 평생 사용하는 눈의 건강 유지에 관해서는 현상 유지 편향을 활용해 치료를 계속하는 것이 좋지 않을까요?

또 오르토케라톨로지는 초기 근시에 효과적입니다. 또한 안축장(眼軸長)의 신장이 멈추는 12~18세까지 오르토케라톨로지를 진행하면 효과가 최대로 나타납니다. 그러므로 이 책을 읽은 분 중에 자녀의 근시가 시작된 경우, 가능한 한 부디 오르토케라톨로지 렌즈 착용을 시도해보면 좋으실 거라 생각합니다.

오르토케라톨로지는 성장기에 사용하는 것이 효과적이며, 평생 착용하는 것이 아닙니다. 분할 납부를 이용하지 않는 경우는 초기 비용 20만 엔 전후 + 러닝 코스트(주로 렌즈 교환 비용) 15만엔 정도의 총 비용이 들어갑니다.

'아이의 근시가 시작되면 곧바로 '오르토케라톨로지. 이 말을 부디 기억해 두십시오.

●── '매몰 비용 효과'로 치료의 지속이 용이해진다

현상 유지 편향을 잘 활용한 오르토케라톨로지 구독에는 행동경제학으로 설명 가능한 '매몰 비용 효과'도 작동합니다.

매몰 비용(sunk cost)이란 이미 지불이 끝나서 되찾을 수 없는, 회수 불가능한 비용을 말합니다. '이만큼 투자했으니 이제는 되돌아갈 수 없다'라는 기분을 누구나 경험한 적이 있지 않을까요?

매몰 비용 효과의 알기 쉬운 예는 도박입니다. '오늘은 이미 파칭코에서 3만 엔을 잃었네. 여기서 그만 하는 게 좋다는 건 알고 있지만… 그만두면 3만 엔을 낭비한 게 된다. 그것은 아깝다!' 이때 느끼는 '아깝다'가 매몰 비용 효과입니다.

이제까지 들인 비용을 '아깝다'고 느끼면 지금 하고 있는 것을 중단하는 것이 심리적으로 어려워집니다. 이 심리작용이 도박 시에 작동하면 '앞으로 1만 엔만 더 들이면 잭팟이 터져서 본전을 찾을 수 있을지도…'가 되어 결과적으로 크게 손해를 볼 가능성이 높아지는 것입니다.

매몰 비용 효과가 작동하면 이러한 부정적인 결과로 이어지는 경향이 있기 때문에 행동경제학 분야에서는 부정적으로 받아들여지는 경우가 많습니다. 하지만 좋은 행동을 계속하도록 하기 위해 활용하는 것도 가능할 것입니다. 저는 이 '좋은 행동을 계속하도록 하기 위한' 매몰 비용 효과를 '역(逆) 매몰 비용 넛지'라고 부르고 있습니다.

실제, 우리 클리닉에서는 다양한 점안약을 지속적으로 이용하도록 유도하기 위해 이 역(逆) 매몰 비용 넛지를 이용하고 있습니다. 무엇을 하고 있느냐 하면, 간단히 말해 점안약을 계속 이용해서 좋은 결과가 얻어진 환자에게는 "안약을 확실하게 계속 이용하고 있기 때문에 좋은 상태를 유지할 수 있습니다. 지금 상태를 유지할 수 있도록 안약 사용을 중단하지 말고 계속하세요"라고 말하는 것입니다.

이렇게 함으로써 환자의 '애써 회복한 눈 건강을 잃지 않고 유지하고 싶다'는 손실 회피 심리를 자극하여 '안약을 계속 이용한다'는 좋은 행동을 지속하기 위한 모티베이션을 높이는 것입니다.

이와 마찬가지로 오르토케라톨로지 구독을 이용하면 '모처럼 비싼 돈을 지불해서 여기까지 계속했으니 조금 더 지속해보자'는 마음이 생겨 계속하기가 비교적 수월해집니다. 이것이 '역(逆) 매몰 비용 넛지'입니다.

넛지 ⑧ 마이크로 넛지의 연속 파상 공격으로 근시 억제

● ─ 오르토케라톨로지 치료와 아트로핀 점안약 치료

마지막 넛지는 저와 같은 안과의사나 환자에게 조언을 하는 입장인 분들에게 드리는 제안입니다. 제안 내용은 근시인 자녀를 둔 부모님이 높은 치료 효과를 기대할 수 있는 '오르토케라톨로지'와 '저농도 아트로핀 점안약'을 얼마나 안심하고 받아들이게 할까라는 것입니다.

오르토케라톨로지와 저농도 아트로핀 점안약 치료에는 근시 억제 효과와 관련된 강력한 과학적 증거가 있습니다. 하지만 현재 일본에서는 근시 교정 및 억제 목적으로 사용하는 것은 건강보험 적용 범위 외이기 때문에 많은 병원과 클리닉에서 처방하지 않는 실정입니다. 보험진료를 주로 하고 있는 병원이나 클리닉 입장에서 보면 이 2가지 치료법의 장벽이 높아지는 게 당연할 것입니다.

또한 오르토케라톨로지와 저농도 아트로핀 점안약 치료의 부작용 문제는 환자와 부모님뿐 아니라 안과의사에게도 리스크로 느껴집니다.

치료인 이상 100% 효과를 기대하기 어렵다는 것과 부작용은 어떤 치료에서나 있다는 것은 이해하지만, 막상 자신이 오르토케라톨로지와 저농도 아트로핀 점안약을 사용하게 되면 환자와 부모님은 물론 안과의사 조차 그 부작용의 발생률을 과대평가하는 경향이 있습니다.

●── 환자, 보호자의 의사결정 과정을 가시화해 본다

근시 진행 억제에 효과가 있는 오르토케라톨로지와 저농도 아트로핀 점안약 치료를 환자와 부모님이 받아들이도록 하기 위해서는 그들이 해야 하는 의사결정을 정리하는 것이 필요합니다.

정리한 의사결정을 바탕으로 각각의 보틀넥(Bottleneck, 병목현상)을 밝혀내어 효과적인 넛지를 만듭니다. 이 일련의 작업을 연속적으로 그리고 몇 번이고 반복할 필요가 있습니다. 참고로 보틀넥이란 '전 과정을 원활하게 진행하는 데 있어 넥(막힘)이 되는 장소'를 말합니다.

●── 근시 진행 억제의 중요성을 인식하게 한다

환자와 부모님에게는 우선 근시 진행 억제의 중요성을 이해시키는 것이 중요합니다. 이 이해·인식이 근시 대책의 첫걸음이 됩니다. 근시 진행 억제를 위한 오르토케라톨로지와 저농도 아트로핀 점안약 치료를 원활하게 도입하기 위해서는 이 단계가 가장 중요합니다.

그리고 이 경우의 환자·보호자의 의사결정 상의 보틀넥은 '근시가 진행되어도 병적근시가 되는 것은 아직 먼 미래의 이야기', '애초에 근시는 질병이 아니다', '근시로 실명한 사람은 내가 아는 사람 중에는 없다' 같은 믿음입니다.

이러한 보틀넥을 가진 환자와 보호자에게 효과적인 넛지는 손실을 강조한 프레이밍 효과(110 페이지)와 '100세 인생 넛지'(114 페이지)가 효과적입니다.

●── 안과에서 진찰을 받게 한다

근시 진행 억제의 중요성을 이해·인식하게 된 환자와 보호자에게는 다음으로 안과에서 진찰을 받도록 해야만 합니다. 하지만 여기에도 보틀넥이 존재합니다. 구체적인 보틀넥으로는 '안과에 진찰받으러 가는 수고', '겨우 근시로 안과에서 진찰받는 것은 오히려 폐가 되는 건 아닐까'라는 물리적·심리적인 장벽을 들 수 있습니다.

이러한 보틀넥에 효과적인 넛지는 안과 진찰을 위한 예약의 간소화(=행동 장치의 설정)입니다. 여기에는 안과 클리닉 측의 협력이 필요하지만, 이와 별개로 환자와 보호자에 대한 행동 장치를 촉진시키는 데 효과적인 것이 '학교 건강검진'이라는 공적 시스템입니다.

현재 일본의 학교 건강검진에서는 나안 시력이 1.0 미만인 아동이나 학생에게는 안과 진찰을 유도하는 시스템이 있습니다. 이를 활용함으로써 환자·보호자의 보틀넥을 극복하는 것이 가능해집니다. 이런 경우에는 '선생님, 가르쳐 주세요 넛지'(127 페이지)가 효과적입니다.

●── 근시 진행 억제법의 선택과 결정

근시 진행 억제의 중요성을 이해·인식시키고 실제로 치료를 시작하는 데는 보호자에게 치료 방법을 선택 및 결정하게 할 필요가 있습니다.

하지만 오르토케라톨로지와 저농도 아트로핀 점안약 치료는 모두 초기 비용과 계속 비용이 듭니다. 이 비용을 부담할 수 있는 가정이라면 보틀넥은 존재하지 않지만 대개의 경우 이 비용을 둘러싼 보틀넥이 존재합니다.

이때의 보틀넥을 뛰어넘는 넛지로는 '구독'을 포함한 '프레이밍 효과를 사용한 넛지'(127 페이지)와 이미 이러한 치료를 받고 있는 아이들의 치료 성적을 보호자에게 구두로 전달하는 '선생님, 가르쳐 주세요 넛지'(127 페이지)가 효과적입니다.

●── 안과 정기 검진을 유도한다

근시 진행 억제 방법을 선택 및 결정한 환자와 보호자에게는 이 치료 방법의 효과를 정기적으로 평가할 필요성을 이해시킬 필요가 있습니다.

여기에서도 보틀넥이 생깁니다. 이때 생기는 보틀넥은 '안과에 다시 진찰받으러 가는 수고', '언제까지 이 치료를 계속하면 되는가', '치료의 효과는 정말로 나타나고 있는가' 등입니다.

이러한 보틀넥의 해소를 위한 넛지로는 '역(逆) 매몰 비용 넛지'(139 페이지)와 '선생님, 가르쳐 주세요 넛지'(126 페이지)뿐 아니라 '오르토케라톨로지 치료는 대개 12세부터 18세까지입니다'라는 기간을 명시해 줌으로써 협력을 끌어내는 '행동 장치'도 효과적입니다.

●── 마이크로 넛지의 연속·파상 공격

행동경제학 연구가 진전됨에 따라 넛지의 유효성 범위와 시간에 대해 다양한 것이 밝혀졌습니다.

예를 들어 넛지의 유효성은 아이보다도 성인에게 효과가 있다는 것이 밝혀졌습니다. 이것은 어른이 더 복잡한 인지기능을 습득하고 있다는 것과 관련이 있다고 생각됩니다. 인지적으로 성숙한 어른에게 넛지가 유효하다는 것입니다.

또한 넛지의 유효기간에 대해 시간의 경과와 함께 넛지의 유효성은 감소되어 간다는 것이 밝혀졌습니다. 그것에 동반하여 같은 넛지의 두 번째 효과는 약하다는 것도 밝혀지기 시작하였습니다.

이러한 넛지의 '단점'에 주목하여 넛지를 비판하는 사람도 있습니다. 이에 대해 행동경제학은 '(복수의) 넛지를 조합하여 사용한다', '(복수의) 넛지를 연속적으로 사용한다', '(복수의) 넛지를 연이어 반복한다' 등의 대책을 제안하고 있습니다.

이러한 제안에 더하여 저는 넛지가 효과적인 '장(場)'을 좁히는 것이 넛지의 유효성을 높이는 것이라고 생각합니다.

환자와 보호자 한 사람 한 사람의 상황과 라이프스타일에 맞게 넛지를 개발하는 것입니다. 사용할 수 있는 범위는 매우 좁지만 효과는 뛰어난 넛지를 저는 '마이크로 넛지'라고 부르고 있습니다.

그리고 이 '마이크로 넛지'를 연속적으로, 또 파상 공격을 하듯이 반복함으로써 효과를 최대한으로 끌어올리는 노력을 하고 있습니다.

오르토케라톨로지 · 저농도 아트로핀 점안약 치료의 의사결정, 보틀넥, 넛지

환자와 보호자의 의사결정

필요한 의사결정	보틀넥	넛지
근시 진행 억제의 중요성 인식	병적근시는 먼 미래. 근시는 질병이 아니다. 근시로 실명한 사람을 알지 못한다.	손실 회피(프레이밍). 유전적 요인 검색.
안과 진찰	안과에 진찰받으러 가는 수고. 근시로 진찰을 받을 정도는 아니다.	진찰 예약 간소화. 행동 장치(학교 건강검진).
근시 진행 억제법의 선택과 결정	비용 대비 효과가 불명확. 리스크를 예측할 수 없다.	코스트 비교 · 사회적 선호. 효과 사례 소개 (동료 효과)
근시 진행 억제법 도구 구입	구입 미루기. 비용 부담의 문제.	신용카드 · QR코드 결제. 분할 결제.
안과 정기 검진 · 통원	안과에 다시 진찰받으러 가는 수고. 언제까지 계속하는가?	행동 장치(18세). 매몰 비용 의식.
근시 진행 억제법 평가	근시 진행 억제 효과 불명확	근시 도수 변화표 작성. 미래 예측도 작성.

제 5 장

스마트폰과
최적의 공존을
목표로

이 책의 마지막인 이 장에서는 눈과 디지털 디바이스의 앞으로의 관계에 대해 세상의 '현인(賢人)', '카리스마'라고 불리는 사람들이 어떤 대책을 강구하고 있는지 그 예를 몇 가지 살펴보고자 합니다.

그리고 마지막으로 저의 디지털 디바이스 사용법에 대해서도 소개하겠습니다.

지금까지 이야기한 것처럼 의료가 급속히 발전하고, 빅데이터에 기반한 과학적 연구조사가 진전됨에 따라, 이제는 근시의 진행을 막는 것은 어려운 일이 아니게 되었습니다.

그러나 고도로 발전한 의료의 혜택을 받을 수 있는 사람은 많지 않습니다. 대다수 사람의 경우 스마트폰을 비롯한 디지털 디바이스와의 관계를 개선하지 않는 한 아무리 안과 의료가 발전해도 이를 뛰어넘는 속도로 근시가 진행될 가능성은 부정할 수 없습니다.

'디지털 디바이스 사용의 장시간화', '스크린타임의 장시간화'라는 세계적 흐름이 이제는 막을 수 없는 것처럼 생각되는 지금, 우리는 자신과 가족의 눈을 지키기 위해서 디지털 디바이스와 어떻게 관계를 맺어야 좋을까요?

우선은 지금의 디지털 디바이스 전성기를 구축한 사람들의 생각과 행동을 살펴봅시다.

⬚⬚ 실리콘밸리의 주요 인사는 자녀가 스마트폰을 사용하지 못하게 한다

오늘날 업무에는 컴퓨터를, 공부에는 태블릿을, 타인과의 소통이나 오락 그리고 일상생활 관리에는 스마트폰을 사용하는 것이 당연하다... 라는 것이 일본에서는 일반적입니다.

일본 총무성이 2021년도 조사한 가구당 스마트폰 소유율은 88.6%입니다. 휴대전화와 PHS 등의 모바일 단말기를 포함하면 그 수는 97.3%로 올라갑니다. 즉, 일본의 대부분 모든 가정에 적어도 1대는 디지털 디바이스가 있다는 것입니다. 이제 디지털 디바이스는 생활에 포함된 필수 아이템이라는 것을 알 수 있습니다.

자녀를 가진 부모님 중에는 인터넷과 SNS가 아이에게 미치는 악영향을 우려하고 이러한 세상의 흐름을 걱정하는 분도 많을 것입니다. 그리고 여기까지 이 책을 읽으신 분들이라면 눈의 미래에 있어서도 이 흐름이 얼마나 위험한지 알 수 있을 거라 생각합니다.

'아이의 장래를 위해 디지털 디바이스의 사용을 제한하고 싶다'라고 생각하는 부모님은 많겠지만, 자녀로부터 "친구들 모두 가지고 있어서 없으면 따돌림 당한다"는 말을 들으면 좀처럼 제한할 수 없는 경우도 있을 것입니다. 이렇게 되면 디지털 디바이스의 사용 시간이 장기화되는 흐름을 억제하기는 매우 어려워지겠지요.

하지만 한편으로 이러한 흐름에 의연하게 거스르고 있는 사람들이 있다는 것도 사실입니다.

예를 들어 윈도우(마이크로소프트)의 창시자인 빌 게이츠를 알고 계시죠.

그의 3명의 자녀가 14세가 될 때까지 스마트폰을 갖지 못했다는 이야기는 매우 유명해 알고 계시는 분이 많을 것입니다. 그는 그 이후에도 아이들에게 저녁 식사 자리에서는 스마트폰을 만지지 못하게 하고, 매일의 스크린타임도 제한하였습니다.

참고로 게이츠는 아마도 강한 근시의 소유자라고 생각합니다. 어느 정도의 근시인지까지는 알 수 없지만, 그가 쓰고 있는 안경을 사진이나 영상에서 보면 중등도 이상의 강한 근시이지 않을까 예상됩니다.

실제 게이츠는 어느 인터뷰에서 "저의 핸디캡은 안경이 없으면 보통 사람처럼 보지 못한다는 것입니다"라고 말했습니다. 그는 자신의 근시를 핸디캡이라고 생각했던 것 같습니다. 게이츠가 자녀들에게 자신과 같은 핸디캡을 갖게 하고 싶지 않다고 생각해도 이상하지는 않을 것입니다.

마찬가지로 자녀들의 스크린타임을 엄격히 제한한 사람이 애플의 창업자 스티브 잡스입니다.

iPad를 상품화한 잡스는 기자에게 "당신의 자녀들은 이 제품을 어떤 식으로 즐기고 있나요?"라는 질문을 받고 "옆에 두지도 않는다"고 대답하였다는 이야기도 있습니다.

잡스가 왜 자녀의 디바이스 사용을 엄격하게 제한했는가 하면, 디바이스의 창시자인 그야말로 그 중독성과 폐해를 가장 잘 인식하고 있기 때문이 아닐까요?

잡스가 두려워한 것은 자녀들이 매력적인 디바이스에 지나치게 의존하는 것과 그 결과 주의력이 산만해지는 것, 그리고 SNS에 의한 인정 욕구의 비대화와 범죄에 휩쓸림 등이었을 것입니다.

덧붙여 잡스도 안경을 착용했다는 사실을 당신도 기억하고 있을 것이라 생각합니다. 그렇기 때문에 잡스 역시 디지털 디바이스와 눈의 관계에 대해 잘 이해하고 있을 것이라고 생각하는 것은 저의 지나친 우려일까요?

이와 관련하여 그들과 마찬가지의 우려를 하고 있는 실리콘밸리의 주요 인사들은 자기 자녀를 발도로프 교육을 하는 학교에 입학시키고 싶어 하는 경우가 많다고 합니다. 세계 60개국에 있다고 하는 발도로프 학교는 아이의 발달 단계에 적합하게 교육하고 신체활동과 예술활동을 우선적으로 하는 것으로 알려져 있습니다.

이 학교의 특징 중 하나가 12세 이하 아동의 스크린타임을 엄격하게 제한하는 것입니다. 실리콘밸리의 간부들은 아무래도 이 점에 강하게 끌린 것 같습니다.

그들은 아이들에게 무엇이 중요한지를 판별해 디지털 디바이스 사용의 장시간화라는 시류에 가능한 한 휩쓸리지 않게 하려고 합니다. 왜냐하면 아이의 더 나은 미래를 위해 지금 그렇게 하는 것이 필요하다는 것을 알고 있기 때문입니다.

이는 실리콘밸리라는 커뮤니티 안에서 효과적인 '사회규범'을 이용한 넛지라고 바꿔 말할 수도 있습니다. "그 뛰어난 프로그래머는 자녀에게 스마트폰을 갖게 하지 않는다"라든지, "그 엄청난 경영자의 자녀가 18세가 되어 부모 곁을 떠날 때까지는 태블릿을 자유롭게 사용하지 못하였다."라는 평판은 입소문을 통해 커뮤니티 안에서의 규범이 되었다고 생각할 수도 있습니다.

이 사실을 알고도 여전히 아이가 조르는 대로 디지털 디바이스를 안겨주는 것을 "세상의 흐름이 그러니까 어쩔 수 없다"고 말할 수 있을까요?

저는 아이가 없기 때문에 부모가 자녀의 디바이스 사용을 제한하는 것이 얼마나 어려울지 상상하기 어렵지만, 아이의 미래를 생각한다면 이 점을 다시금 생각해 보아도 좋지 않을까요?

▒ 'SNS 유명 인사'도 디바이스 사용을 제한한다

그렇지만 아이를 향해 '너의 미래를 위해서 디지털 디바이스의 사용을 제한하려고 한다'고 하면, "나한테는 '스마트폰은 1일 1시간'이라고 제한하면서 아빠 엄마는 마음껏 사용하고 있잖아"라고 말대꾸하는 아이도 있을 것입니다. "그런 말을 들으면 좀처럼 아이에게 스마트폰은 안 된다고 말하기 힘들다"는 부모님이 적지 않다고 생각합니다.

혹은 '내 스스로를 위해 스마트폰을 장시간 사용하고 싶지 않다'고 생각해도 이제는 의존증처럼 SNS의 열람을 멈추지 못하는 사람도 많을 것입니다. 저도 흥미 있는 만화나 코믹 광고를 SNS에서 보게 되면 시간 가는 줄 모르고 열중해 읽는 경우가 많습니다.

저스틴 로젠스타인이라는 미국인 남성이 있습니다. 그도 우리와 마찬가지로 SNS 중독이었던 사람입니다.

사실은 그는 페이스북의 '좋아요!' 기능의 발안자인데, 스스로가 만들어낸 기능의 매력에 사로잡혀 스마트폰 보는 것을 멈추지 못하게 되어버렸습니다. 그리고 이를 문제의식으로 갖고 있었습니다.

그가 SNS 의존에서 벗어나기 위해 했던 것이 부모가 아이의 스마트폰 사용을 제한하기 위해 쓰던 앱을 설치하는 방법이었습니다. 그리고 자신의 페이스북 뉴스 피드를 제거하기 위한 웹브라우저를 설치하는 것입니다. 나아가 페이스북에 접속하지 않아도 되도록 자기 대신에 발신 등을 해주는 소셜미디어 전문 매니저를 고용한 것입니다. 즉 자신을 위해 철저하게 SNS와 접하지 않는 환경을 만든 것입니다. 왜냐하면 미리 강제적인 시스템을 만들어 자신의 행동에 제약을 걸어두지 않으면 미래의 자신은 반드시 SNS에 손을 내밀 거라는 것을 알았기 때문입니다.

로젠스타인의 이 방법은 행동경제학의 행동 장치를 이용한 전형적인 디폴트 설정, 즉 넛지입니다.

디폴트 설정은 넛지 중에서도 강력한 힘을 가집니다. SNS의 대가조차 디폴트 설정이라는 강력한 넛지가 없으면 자신의 행동을 컨트롤할 수 없는데, 하물며 평범한 우리 범인(凡人)은 어떨까요?

▒ 디지털 디바이스로 행동을 변화시킨다

우리 인간의 대다수는 변화를 싫어하고 현상을 고수하는 '현상 유지 편향'에 사로잡히는 경향이 있습니다. 눈앞의 이익과 쾌락에 열중하여 더 좋은 미래를 위해 해야 할 것을 소홀히 해 버립니다. 그렇기 때문에 자신이 SNS 중독이라는 걸 알고 있어도, 눈에 나쁘다는 걸 알고 있으면서도 스마트폰을 계속 보는 행동을 멈출 수 없습니다.

한편 인간의 이러한 면을 잘 알고 있는 IT업계의 주요 인사들과 유명인은 건강한 미래를 지키기 위해 행동 장치를 사용하여 효과적인 넛지로 대책을 강구하고 있습니다.

이처럼 편향을 자각하고 그것에 대한 대책을 실천하는 사람을 행동경제학에서는 '현명한 사람'이라고 부릅니다.

기왕이면 우리도 IT업계의 '현명한 사람들'을 따라 행동 장치를 활용한 스크린타임 제한을 설정해 봅시다.

예를 들어 스크린타임을 제한하는 앱을 이용하여 일시적·강제적으로 디지털 디바이스의 기능을 사용할 수 없게 하는 것입니다. 아이가 있는 분들은 이미 이러한 앱 등을 이용하여 사용 제한을 하고 있을지도 모르겠지만, 아직 알지 못하는 분들을 위하여 대표적인 것을 서술해 보겠습니다(다음 모든 내용들은 2022년 11월 현재의 정보).

◑ iPhone의 '스크린타임 설정 기능'(2023년 기준 사용 가능)

애플사의 제품인 iPhone, iPad(iOS12 이후) 등에는 앱의 사용을 제한하는 기능이 탑재되어 있습니다.

'설정'→'스크린타임'→'모든 활동 확인'의 순서로 터치하면 '자주 사용하는 것' 란에 사용 빈도가 높은 앱이 표시됩니다. 그 리스트에서 애용하는 것을 골라 이용 제한 시간을 설정할 수 있습니다.

또한 '설정'→'스크린타임'→'휴식 시간'을 터치하면 설정한 시간 내에는 앱을 사용할 수 없게 하는 것도 가능합니다.

물론 스스로 한 설정이므로 마음만 먹으면 곧바로 해제할 수 있지만, 앱을 켜기 위해서 한 가지 조작을 더 해야 한다는 것만으로도 '음, 나중에 봐야겠다'라는 기분이 드는 사람도 있을 것입니다. 현재 편향 중 '미루기' 경향을 거꾸로 이용한 넛지 입니다. 일하거나 공부하는 중에 불필요하게 스마트폰을 만지는 것을 막기 위해서 이러한 예방책을 취해 두는 것은 결코 쓸모없는 것이 아니라고 생각합니다.

자녀가 사용하는 단말기에는 부모가 패스워드를 설정하여 마찬가지로 사용 시간을 관리하는 것이 가능합니다.

자녀와 이야기하면서 사용 시간 상한(上限)과 사용해도 좋은 시간대 등을 결정할 수 있다면 이상적이지만, 부모가 어느 정도 확고한 태도로 이용을 제한하는 것도 아이의 더 좋은 미래를 위해 필요할 것입니다.

아이와 협상이 안 될 경우에는 '인센티브'(135 페이지)를 이용하는 것도 효과적입니다.

◑ Android에서는 'Google 패밀리 링크'(2023년 기준 사용 가능)

Android 버전 스마트폰이나 태블릿에는 애플 제품에 장착된 '스크린타임 설정 기능'은 없는 것 같지만, 아이의 앱 이용을 부모가 관리할 수 있는 것이 'Google 패밀리 링크'입니다.

'Google Play'와 'App Store' 등 앱스토어로부터 무료로 다운로드 받는 것이 가능합니다.

◑ 모바일 라이프 트래커 'UBhind'(iOS/Android 대응, 영어만 가능) (2023년 기준 사용 가능)

스마트폰 자동 잠금 기능, 앱 별 잠금 기능, 각 앱의 이용 시간을 정해 그 이상은 사용할 수 없게 하는 등의 기능을 사용할 수 있습니다. 또한 하루 스마트폰 이용 시간과 각 앱의 사용 시간을 가시화해 주기 때문에 '오늘은 동영상을 너무 많이 봤다', 'SNS를 너무 많이 사용했다' 등을 자각할 수 있다는 것도 편리합니다.

혹은 금요일 밤에 그 주의 스크린타임이 길었다는 것이 판명되면 '토요일과 일요일은 실외에서 보낸다'고 정하고 눈을 쉬게 하면서 의식적으로 바이올렛 라이트를 쐬도록 하는 것도 좋을 것 같습니다.

이것도 'Google Play'와 'App Store'에서 무료로 다운로드할 수 있습니다.

◗ 스마트폰 의존증 대책 타이머 'Detox'(Android 대응)(2023년 기준 사용 가능)

Android에만 대응하는데, 타이머를 설정하고 있는 동안은 전화 이외의 조작을 완전히 금지해 줍니다. 일이나 공부에 집중하고 싶을 때, 확실한 수면시간을 확보하고 싶을 때 등에 설정해 두면 매우 효과적입니다.

'Google Play'로부터 무료로 다운로드할 수 있습니다.

그 외에도 유사한 앱이 많이 있으므로 부디 각자의 생활 스타일에 맞는 것을 찾아 활용하십시오.

❊ 디바이스의 글자 설정은 크게

이러한 앱을 사용하여 디지털 디바이스의 사용 시간을 가능한 한 줄인 후에, 또 한 가지 설정하면 좋은 기능이 있습니다. 눈을 생각한다면 디바이스의 글자를 크게 설정하기 바랍니다.

청소년의 시력 저하가 사회문제가 된 중국에서는 국가 기준 '아동청소년 학습용품 근시예방 위생요구'(2022년 3월 1일부터 실시)에 교과서의 글자 크기가 정해졌습니다. 초등 1, 2학년용의 글자는 '16포인트' 이상, 초등 3, 4학년은 '14포인트' 이상, 초등 5학년 이상은 '12포인트'입니다(1포인트 = 약 0.35mm). 이것은 교과서의 글자가 작으면 자연히 근업을 하게 되어 그 결과 시력이 저하하는 것을 막기 위한 대책입니다.

참고로 일본과 중국의 연구에서 종이책을 읽을 때보다 태블릿을 볼때가 30% 이상 눈이 가까워진다는 사실이 밝혀졌습니다. 중국에서는 이 거리의 접근이 근시 진행의 요인이라고 여겨 학교에서는 태블릿에 표시된 글자의 크기를 확대해서 볼 것을 권장하고 있습니다.

사실은 아직 '글자를 크게 함으로써 시력의 저하를 막을 수 있다'는 과학적 증거는 나와 있지 않지만, 안과 의료의 선진국이 되고 있는 중국이 거국적으로 시작한 것이므로 시도해 보지 않을 이유는 없다고 생각합니다.

그렇기 때문에 다소 볼품이 없기는 하지만 눈을 위한다고 생각한다면 스마트폰과 태블릿의 글자 설정을 크게 해 두면 좋을 것입니다. 자녀의 경우는 물론, 성인 역시 그렇게 함으로써 안축장의 신장을 억제할 가능성도 있습니다. 큰 글자 때문에 주위 사람들에게 내용이 노출되는 것이 신경 쓰인다면 엿보기 방지 필터(사생활 보호 필름) 등을 사용하십시오.

글자 크기에 대해서 저는 독자적인 방법을 사용하고 있습니다. 직업의 특성상 컴퓨터를 사용하여 서류를 작성할 일이 많은데 문서를 작성할 때는 행간을 반드시 '더블 스페이스'로('이중 줄바꿈'으로/스페이스는 보통 자간을 넓히는 용도임, 엔터가 행간을 조정−엔터는 줄바꿈이므로 '이중 줄바꿈'이 적합해보임) 쓰도록 하고 있습니다. 이렇게 함으로써 글자의 해상도가 올라가 화면으로부터 눈을 멀리해도 읽고 있는 행을 혼동하는 경우가 없습니다.

해보면 아시겠지만, 행 간격이 좁으면 자연히 눈과 컴퓨터 모니터의 거리가 가까워집니다. 더블 스페이스(이중 줄바꿈)로 하면 약간은 글자 크기(폰트 크기)가 작아도 화면에 눈을 가까이하지 않고 글자를 읽을 수 있습니다. 저는 이것을 '더블 스페이스(이중 줄바꿈) 넛지'라고 부르고 있습니다.

여담이지만, 중국에서는 근업 시 눈과 사물의 거리 및 근업 계속 시간을 최적화할 수 있는 'CloudClip'이라는 디바이스를 개발·보급하고 있습니다.

이를 장착함으로써 30cm 이내 근업이 5초 이상 계속된 경우 및 40cm 이내 작업이 45분 이상 계속된 경우, 진동으로 주의를 환기시켜 근업 시 눈과 사물의 거리와 근업 계속 시간이 건전하게 유지될 수 있도록 합니다. 중국에서는 디바이스를 사용한 근시 관리 문화가 이미 탄생하고 있는 것입니다.

중국이 왜 이토록 근시 대책을 본격화하고 있는가? 그것은 근시 진행 앞에 있는 대량 실명 사회가 출현하면 국가 차원의 커다란 손실로 이어진다고 생각하고 있기 때문입니다.

그 점에서 일본 후생노동성의 인식은 안일하다고 하지 않을 수 없습니다. 일본에서도 최소한 초등학교 저학년까지는 강제력을 동반한 대책과 교육을 실시해도 좋지 않을까라고 개인적으로 생각합니다.

▨ '리멤버 12, 프롬 18'로 아이의 눈을 지키자

또한 중국 초중학교의 일부에서는 안과의 의료기기를 IoT화하여 시력과 안축장(眼軸長) 등의 측정 데이터를 자동으로 클라우드에 업로드하여 실시간 분석해주는 서비스가 도입되었습니다. 이를 통해 아이들의 현재 근시 유무뿐 아니라 장차 근시가 진행될 가능성까지 진단하여 근시가 발병하기 전에 의료가 개입을 함으로써 근시의 진행을 막고자 하고 있습니다.

한편 일본에서는 2020년에 문부과학성이 드디어 8,600명의 초중학생을 대상으로 안축장에 대한 대규모 조사를 막 시작하였습니다. 그러나 일본에서 안축장 측정과 기록은 아직 일반적이지 않고, 근시 대책은 중국보다 크게 뒤처져 있는 것이 현재의 상황입니다.

이 앞에서도 언급하였지만, 일본에서 안축장 검사를 보험 적용으로 할 수 있는 것은 백내장 수술 전 1회뿐입니다. 그 이외의 타이밍에서 하고자 하면 전액 환자의 자기 부담, 즉 자유 진료가 됩니다.

그래도 안과의사로서는 정기적으로 안축장 측정을 할 것을 권장하고 싶습니다.

특히 12세 전후 아이의 안축장을 측정하여 기록해 두는 것이 중요합니다.

왜냐하면 안축장의 신장폭이 가장 성장하는 시기는 초등학교 입학 전후부터 제2차 성장기가 시작되는 12세 전후까지이기 때문입니다. 이 무렵은 성장과 함께 자칫 안축장도 길어지기 쉽기 때문에 눈에 나쁜 생활을 계속하면 근시는 점점 진행합니다. 거꾸로 말하면 이 시점에 근시의 진행을 억제하면 평생 양호한 시력을 유지할 수 있다는 기대가 커집니다.

그렇기 때문에 신체 성장에 의한 안축장의 신장폭이 가장 큰 12세 때 자신의 안축장을 알아두고 중학교를 졸업하는 15세 때, 그리고 고등학교를 졸업하는 18세 때의 안축장을 측정해 둡시다. 이를 알고 있으면 자신의 눈의 미래를 예측하는 것도 가능해지고, 15세와 18세 때 안축장이 크게 신장한다는 것을 알아둔다면 생활 습관을 개선하는 계기도 됩니다.

안축장을 재는 것이 어렵다면 '굴절도수'를 확인해두어도 좋습니다. 굴절도수로부터 대략적인 안축장을 추측할 수 있기 때문입니다.

- 굴절도수 '마이너스 1.0~마이너스 3.0' 미만이면 안축장은 약 24mm 전후로 '경도근시'
- 굴절도수 '마이너스 3.0~마이너스 6.0' 미만이면 안축장은 약 25mm 전후로 '중등도근시'
- 굴절도수 '마이너스 6.0' 이상이면 안축장은 약 26mm 이상으로 '강도 근시'

라고 예측할 수 있습니다.

굴절도수는 안과에서 검안하면 알려줍니다. 이것은 보험이 적용됩니다. 가능하다면 성장기 아이의 경우 1년에 1회 측정해서 기록해 두면 자녀의 장래 라이프플랜에 도움을 주는 정보가 됩니다.

그리고 반복해서 말하지만 안축장이 길어지는 성장기에는 가능한

한 근업을 하지 않는 것이 중요합니다.

하지만 공부를 해야 하는 시기이므로 교과서와 태블릿 사용은 피할 수 없습니다. 그 때문에 근시의 무서움을 알고 있는 안과의사는 아이가 수험공부를 할 시기에 맞추어 오르토케라톨로지 치료과 아트로핀 점안약을 사용하는 사람이 많은 실정입니다. 근시의 무서움과 수험공부의 중요성을 모두 알고 있는 안과의사이기에 선택을 할 수 있을 것입니다.

그렇게까지는 할 수 없더라도 근업을 피하기 위해서는 역시 될 수 있는 한 아이의 스마트폰 사용을 줄여야 합니다. 근업을 강제하는 스마트폰은 안과의사의 입장에서 볼 때 성장기 아이가 가지고 있어도 좋은 물건이 아닙니다.

그렇다면 언제부터 스마트폰을 접해도 괜찮을까요? 안과적으로는 제2차 성장기가 끝나가는 18세 무렵입니다. 신체가 성장하는 속도의 저하와 함께 안축장의 신장도 느려지기 때문에 이 이후라면 근시가 진행한다고 해도 비교적 완만한 속도로 진행된다고 생각할 수 있기 때문입니다.

이러한 점을 감안하여 제가 제창하고 싶은 것이 '리멤버 12, 프롬 18'이라는 슬로건입니다. 무슨 말인가 하면, '12세 전후의 안축장을 측정하는 것을 기억해 두자. 그리고 스마트폰 이용은 18세부터'라는 의미입니다.

평생동안 시력을 유지하기 위해서는 성장기에 있는 아이의 눈을 지키는 것이 무엇보다 중요합니다. 그 때문에 스마트폰은 아동기에 부모가 사주는 것이 아니라, "18세가 된 후에 자신이 번 돈으로 사자"라고 아이에게 제안해 보는 것도 필요하지 않을까 생각합니다. 만일 제게 아이가 있다면 틀림없이 그렇게 했을 거라고 생각합니다.

▒ 음성 발신 서비스를 적극적으로 이용하자

아이의 눈을 지키는 것은 어른으로서 당연한 의무라고 생각하지만, 동시에 어른의 눈을 지키는 것도 매우 중요하다고 생각하고 있습니다. 어린 시절에 발병한 근시가 진행되어 어른이 될 무렵에 강도근시가 되어 있다면 그 앞에 기다리고 있는 것은 실명일지 모릅니다.

그러한 사태에 이르는 것을 막기 위해 개인적으로 부디 활용하기를 바라는 것이 최근 이용자가 증가하고 있는 '음성발신' 서비스입니다. 예컨대 'Audible'(Amazon)과 'audiobook.jp'(주식회사 오토방크) 등이 발신하는 오디오북입니다.

'소리책'인 오디오북은 소설이나 자기계발서, 실용서 등을 전문 내레이터가 읽어주는 서비스입니다. 어학 및 역사 관련 내용도 많기 때문에 자투리 시간에 눈을 사용하지 않고 귀로 즐길 수 있습니다.

최근에는 서점으로도 유명한 출판사인 산세이도(三省堂)가 중고생 대상 '듣는 교과서'로 역사와 정치경제, 영어 등의 음성 데이터 판매도 하고 있습니다.

이러한 것을 아이들의 부교재로 사용하면 눈을 혹사하는 일 없이 성적을 올릴 수 있으며, 독서와 공부를 좋아하는 어른이 활용하는 것도 눈을 위해 좋은 일이라고 생각합니다. 행동경제학적으로 생각하면 눈을 사용하는 공부에서 귀를 사용하는 공부로 이행하는 '프레이밍 효과'와 스마트폰을 보는 것이 아니라 듣는다는 '행동 장치'를 결합한 방식이라고 할 수 있을 것입니다.

또한 10~30대의 젊은이 사이에서는 '눈을 사용하지 않는 오락'으로써 스마트폰 앱에서 음성 발신을 듣는 사람들도 늘고 있는 것 같습니다.

예를 들어, 'Voicy'와 'stand.fm'은 개인이 간단하게 음성 녹음·발신을 할 수 있는 서비스입니다. 탤런트나 각 업계의 지식인들도 출연자로서 최신 정보를 발신하고 있다는 점과 다른 작업을 하면서 들을 수 있다는 점이 인기를 얻어 이용자 수는 점차 늘고 있습니다.

참고로 'Voicy'에서는 신문사와 뉴스사이트의 공식 채널이 있기 때문에 최신 뉴스를 확인하는 것도 가능합니다.

향학열이 있는 분들은 이러한 도구를 이용하여 즐기면서 계속 배우고 있습니다.

※ '귀 활용'으로 의과대학에도 합격할 수 있다

'귀로 듣기만 해서 과연 공부가 될까'라고 의문을 갖는 분들도 있을지 모르지만, 제 경험에서 말하면, 공부하는 방법에 따라서는 매우 좋은 성과를 얻을 수 있습니다.

왜냐하면 저는 이러한 '귀 활용' 덕분에 의과대학에 합격할 수 있었기 때문입니다.

사실 저는 의과대학에 입학하기 전까지는 산업폐기물처리를 하고 있었습니다. 건설 현장에서 나오는 폐기물을 덤프트럭에 싣고 처리장으로 운반하는 일입니다.

아침 일찍부터 현장에 나가 쓰레기를 모으고 적재 용량에 여유가 있으면 다음 현장에 가서 또 쓰레기를 싣습니다. 덤프트럭의 적재 용량이 꽉 찼을 때 처리장에 버리러 갑니다. 매일 이것을 반복합니다.

그런데 26세의 어느 날, 현장에서 부상을 당했습니다. 소중한 눈에 상처를 입은 것입니다.

이것이 계기가 되어 '나는 의사가 되겠다!'고 결심하였습니다. 그날부터 의과대학 입학을 목표로 수험공부를 시작한 것입니다.

하지만 당시는 아침부터 밤까지 2톤 덤프트럭을 운전하고 있었기 때문에 책상에 앉아 제대로 된 공부 시간을 갖기가 좀처럼 쉽지 않았습니다.

그래서 시작한 것이 '귀 활용'입니다. 우선 아침 5시부터 시작하는 '오분샤(旺文社) 대학 수험 라디오 강좌'를 필사적으로 듣고 공부했습니다. 하지만 그것만으로는 학습 내용이 기억에 정착되지 않으므로 강좌를 카세트테이프에 녹음하여 이것을 덤프트럭 안에서 반복해서 계속 들었습니다.

당시는 1일 12시간 정도 덤프트럭을 타고 있었기 때문에 60분 테이프를 10회 이상 반복해서 들었다고 생각합니다. 그런 수험공부를 1년 반 동안 계속한 결과 운 좋게 28세에 국립대학 의과대학에 합격할 수 있었습니다.

물론 글자와 그림을 보지 않으면 이해할 수 없는 부분도 있기 때문에 기본적인 학습은 참고서 등을 이용합니다. 하지만 대학시험 등과 같이 답을 알고 있는 것을 공부하는 경우, 복습하고 이해한 것을 기억하는 것이 무엇보다도 중요합니다. 복습과 기억. 이 두 가지를 하는 데 '귀 활용'은 안성맞춤의 공부 방법이었습니다.

눈으로 밖에 할 수 없는 것은 눈으로 한다. 귀로도 할 수 있는 것은 적극적으로 귀를 사용한다. 이것도 일종의 디폴트 설정이라고 할 수 있을 것 같습니다.

그 이후 55세가 된 지금도 저는 '귀 활용'을 계속하고 있습니다. 최근에는 오디오북이 저의 교재입니다. 지금도 통근 시간에는 차 안에서 비즈니스 영어와 행동경제학 공부를 하고 있습니다. 그 외에도 마케팅과 경영전략, 파이낸스, 어카운팅 등 MBA의 필수과목 복습을 겸하여 매일 빠뜨리지 않고 듣고 복습하여 지식을 정착시키고자 하고 있습니다.

스마트폰을 보는 시간과 자투리 시간에 '귀 활용'을 함으로써 눈을 지키면서 공부를 계속할 수 있습니다. 저 자신의 이야기지만 훌륭한 습관이라고 생각하고 있습니다.

▒ 평생 볼 눈을 위해 '동료 효과'를 활용하자

자, 여기까지 안과의사의 시점에서, 그리고 행동경제학의 시점에서 근시에 관련된 다양한 사상(事象)과 대책법에 관해 이야기하였습니다.

그중 몇 가지라도 당신이 '해보고 싶다'라는 생각이 든다면 안과의료에 종사하는 사람으로서 매우 기쁘게 생각합니다.

만일 당신이 실제로 눈을 지키기 위한 행동을 시작하고 있다면 그것을 유지하기 위해 행동경제학의 '동료효과'를 부디 활용하기 바랍니다.

'동료(peer)'는 '(무언가를)함께 하는 사람'을 말합니다. 동료효과란 같은 목적을 가진 이들이 모여 활동하고 좋은 영향을 주고받음으로써 생산성이 높아지는 것을 말합니다. 간단히 말하면 '함께라면 해낼 수 있다'는 것입니다.

당신도 옆자리의 동료나 같은 팀 멤버가 열심히 하고 있는 것을 보고 '나도 질 수 없다!'라며 분발한 경험이 있지 않을까요? 이러한 심리를 근시의 치료·관리에도 이용하는 것입니다.

이를 위한 가장 좋은 동료가 누구냐 하면, 역시 안과 전문의입니다.

당신이 신뢰할 수 있고 친근함을 느낄 수 있는 직원이 있는 안과클리닉을 부디 찾으십시오.

그리고 만일 그 안과의사에게 자녀가 있다면 자녀의 근시 대책으로 무엇을 하고 있는지를 물어보십시오.

실제로 자녀에게 오르토케라톨로지를 실시하는 안과의사는 상당수 있습니다. 안과의사는 물론 눈 전문가(시능(視能)훈련사와 안과 근무 간호사, 안경원 등)와의 '동료효과'를 이용하여 당신과 당신 자녀의 눈 건강을 위한 행동을 깨닫는 계기를 만듭시다. '의자 불양생(醫者 不養生)'(*환자에게는 건강함을 강조하면서 정작 본인 건강은 살피지 않는 의사들의 태도를 이르는 일본 속담)이라는 것은 이제 옛말입니다. 요즘 의사는 자신과 자신 가족의 건강에 유의하는 사람이 많습니다.

그렇게 해서 발견한 신뢰할 수 있는 전문가와 팀을 꾸려 그때그때 최적의 조언을 얻으면 눈 건강에 대한 의식은 자연히 높아집니다. 그렇게 하면 '앞으로도 계속해서 눈의 건강을 지키자!'라고 계속 느끼는 게 무리 없이 가능할 것입니다.

당신이 당신과 가족의 눈을 지키고 싶을 때, 저를 비롯한 눈 전문가는 그 생각을 지원하고 싶다는 생각을 강하게 하고 있을 것입니다.

당신과 가족이 안과 의료에서 최적의 팀메이트와 만날 수 있기를 진심으로 기원해 마지않습니다.

마치며

░ 하지 않은 것에 대한 후회는 영원히 남는다

이 책의 주제인 행동경제학과는 별도로 '행동/비행동의 법칙'이라는 것이 있습니다.

이는 '하지 않은 후회는 한 후회보다 크다'는 심리 경향을 말합니다.

이것에 대해 보스턴대학의 심리학자인 리사 아벤드로스 박사는 다음과 같은 조사를 하였습니다. 아프리카에서 돌아온 여행자에게 어떤 후회가 강한지를 물은 것입니다.

Ⓐ 여행지에서 선물을 산 경우의 후회

Ⓑ 여행지에서 선물을 사지 않은 경우의 후회

결과는 Ⓑ 사지 않은 경우의 후회가 컸습니다.

수치화하면 사지 않은 경우의 후회는 산 경우의 후회보다 1.5배 컸다고 합니다.

여행지뿐만 아니라 장보기를 할 때도 '왜 이런 것을 샀을까…'라고 후회하는 일이 자주 있을 것입니다. 하지만 그럴 때는 후회를 해도 한번 손에 넣으면 그 이전보다 가치를 느끼게 되는 '보유효과'라는 심리 경향에 의해 산 후회는 옅어져 간다는 것이 알려져 있습니다.

한편, 사지 않은 후회는 심리적으로 변화할 여지가 없기 때문에 언제까지나 마음속에 남는 것입니다.

'인간은 행동한 후회보다 행동하지 않은 후회가 깊게 남는다'

이것은 미국 코넬대학의 심리학자인 토마스 길로비치 박사의 말입니다.

저는 근시 대책에 대해서도 똑같은 말을 할 수 있다고 생각합니다.

삶의 질(Quality Of Life; QOL)을 크게 좌우하는 눈의 건강에 대해 그 대처법을 알고 있음에도 불구하고 '아무것도 행동하지 않았다'면 아무리 후회하고 또 후회해도 반드시 후회가 남을 것입니다.

그리고 그 후회는 평생 따라다닐 것입니다.

░ '싸구려 일본'과 근시 대책

이 책에서는 근시의 발병 예방과 진행 억제에 효과적인 방법을 여러 가지 이야기하였습니다. 그중에서도 비용이 발생하지 않는 방법에 대해 분량을 할애하였습니다.

하지만 일본 이외 나라의 근시 대책은 적극적으로 비용을 들이는 대책이 주류가 되고 있다는 것도 알아두어야 한다고 생각합니다. 이것은 일본이 소중한 것을 지키기 위해 필요한 '돈'을 조달할 수 없게 된 것과 무관하지 않습니다.

일본과 여러 외국의 의료제도 차이도 반영되어 있지만, 그런 부분 외에도 국가가 의료에 할당하는 예산을 풍부하게 확보했는지의 문제이기도 합니다.

경제적인 관점에서 봤을 때, 헤이세이(平成, 1989~2019) 30년간을 '잃어버린 30년'이라고 형용하는 경우가 있습니다. 실제로 이 30년 사이에 많은 것이 상실되었다는 것이 55년을 살아온 저의 느낌입니다. 물론 상실되어 좋았던 것도 있을 것입니다. 하지만 상실되고 난 후에야 비로소 그 가치를 알게 된 것도 있었습니다.

그중에 상실된 것의 필두는 '일본'이라는 브랜드입니다.

'싸구려 일본'

요즘의 급격한 엔화 약세는 이 '싸구려 일본'을 단적으로 표현하고 있습니다. 30년의 세월이 흐르면서 우리의 생활에는 커다란 변화가 있었다고는 생각할 수 없지만, 그동안 '일본은 세계에서 혼자만 뒤처지고 있는 나라'는 말을 들었습니다.

안과의사로서 그것을 절실히 느낀 것이 이 책에서도 이야기하였듯이 '근시 대책에 예산을 들이고 싶지 않다'는 일본의 자세입니다.

중국과 싱가포르에서는 오르토케라톨로지 등 정부 보험 예산이 투입되는 근시 대책이 적극적으로 시행되고 있습니다. 하지만 일본에서는 이러한 대책은 경제적으로 풍족한 사람만이 향유할 수 있는 것이 되어 있습니다.

이 대책의 차이가 '싸구려 일본'을 상징하고 있다고 생각하는 것입니다.

그렇다고 해서 이 이상 근시 대책을 늦출 수는 없습니다. 미래에 커다란 후회를 남기지 않기 위해서는 지금 바로 '행동'할 수밖에 없습니다.

이 책을 덮으면 곧바로 당신과 당신 가족의 눈을 지키기 위한 행동을 시작하십시오. 그것이 후회하지 않는 인생을 걷기 위해 반드시 필요한 것이라고 생각합니다.

마지막으로 이 책에 협력해 준 저의 존경하는 친구이자 크리에이티브 디렉터 & 카피라이터인 코니시 토시유키(小西利行) 씨에게 감사드립니다.

이 책에 등장하는 '리멤버 12, 프롬 18'이라는 말은 코니시 씨의 저서 '프레젠테이션 사고(思考)'(칸키출판)에 등장하는 '리멤버 13'에서 힌트를 얻었습니다. 이 책을 쓰는 데 '리멤버 12'라는 표현을 사용하는 것을 흔쾌히 허가해 주었습니다. 감사를 전합니다.

카와모토 코지

〈〈참고문헌〉〉

『LIFE SHIFT 100年時代の人生戦略』リンダ・グラットン、アンドリュー・スコット著、池村千秋訳（東洋経済新報社）

『あなたのこども、そのままだと近視になります。』坪田一男著（ディスカヴァー・トゥエンティワン）

『子どもの目が危ない「超近視時代」に視力をどう守るか』大石寛人著、他（NHK出版）

『近視進行抑制の8つの方法　近視進行を抑えられる時代がやって来た』石川まり子、小走由美子著（ドクターカリスブックス）

『目の見えない人は世界をどう見ているのか』伊藤亜紗著（光文社）

『スマホ脳』アンデシュ・ハンセン著、久山葉子訳（新潮社）

『ファスト＆スロー』ダニエル・カーネマン著、村井章子訳（早川書房）

『行動経済学の使い方』大竹文雄著（岩波新書）

『ビジネスデザインのための行動経済学ノート　バイアスとナッジでユーザーの心理と行動をデザインする』中島亮太郎（翔泳社）

『実践行動経済学　健康、富、幸福への聡明な選択』リチャード・セイラー、キャス・サンスティーン著、遠藤真美訳（日経BP）

『医療現場の行動経済学　すれ違う医者と患者』大竹文雄、平井啓編著（東洋経済新報社）

『世界一孤独な日本のオジサン』岡本純子著（角川新書）

『行動経済学入門』筒井義郎、佐々木俊一郎、山根承子、グレッグ・マルデワ著（東洋経済新報社）

『行動経済学　伝統的経済学との統合による新しい経済学を目指して　新版』大垣昌夫、田中沙織著（有斐閣）

『行動経済学の逆襲』リチャード・セイラー著、遠藤真美訳（早川書房）

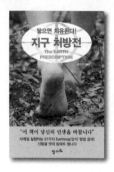

지구 처방전

로라 코니버 | 280p | 18,000원

지구 처방전(earth prescription)은 미국의 의사 로라 코니버가 사람이 맨발로 땅을 밟음으로써 지구에서 제공하는 전도성 있는 치료약으로 육체적, 정신적, 영적으로 활력을 흐르게 하는 실체적이고 구체적인 방법을 과학적 근거를 통해 제공하는 책이다. 이 책은 봄, 여름, 가을, 겨울 사계절에 맨발로 걷기, 땅 밟으며 운동하기, 계절별 작물 수확하기, 밤하늘 보기, 동물을 통해 접지하기 등 다양한 접지를 통해 일어나는 효과를 여러 가지 증거에 기초해서 자세히 설명해줌으로써 누구나 실제적인 체험을 실천할 수 있게 해준다.

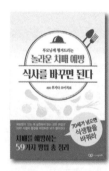

부모님께 챙겨드리는
놀라운 치매 예방 식사를 바꾸면 된다

후지타 코이치로 | 154p | 14,000원

식사와 생활습관 개선으로 치매를 예방할 수 있는 59가지 방법을 의학적 근거를 바탕으로 쉽고 친밀감 있게 정리한 책이다. 책의 서두에서 '치매는 약으로 낫지 않는다. 부모님이 치매에 걸리면 의사가 어떻게 치료해주겠지' 라고 막연히 생각하지만, 치매약이 처방되는 것은 인지 기능 저하를 완만하게 하는 것이 목적일 뿐, 아직까지 현대 의료로 치매를 고치는 것은 불가능하다. 따라서 부모님의 뇌가 아직 건강할 때 뇌세포 지키기를 부모와 지식이 함께 실천하는 것이 훨씬 간편하고 쉬운 일이다.'라고 강조한다. 이 책은 제1장 '부모님이 70세가 넘으면 아침 식사를 거르게 한다' 등 4장으로 구성되어 있다.

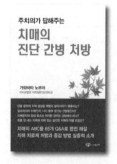

주치의가 답해주는 치매의 진단 · 간병 · 처방

가와바타 노부야 | 445p | 27,000원

치매를 전문으로 하는 의사가 일반 의사들에게 치매의 올바른 진단과 처방에 대한 지식을 65개의 Q&A를 통해 설명하는 가장 정확하고 이해하기 쉽게 해설한 책이다. 특히 치매 환자의 증상을 재빨리 알아차리는 방법, 알츠하이머 치매인지, 나이가 들어 생기는 건망증인지 구분하는 법, 그리고 화를 잘 내는 치매와 의욕 없이 얌전한 치매의 약물요법 등 의사뿐만 아니라 상담약사, 환자가족 모두가 읽어야 할 필독서이다.

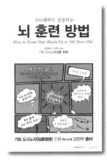

100세까지 성장하는 뇌 훈련 방법

가토 도시노리 | 241p | 15,000원

1만 명 이상의 뇌 MRI를 진단한 일본 최고 뇌 전문의사 가토 도시노리(加藤俊德)가 집필한 '100세까지 성장하는 뇌 훈련 방법'은 뇌 성장을 위해 혼자서도 실천할 수 있는 25가지 훈련 방법을 그림과 함께 상세히 설명하고 있다.

이 책에서는 "사람의 뇌가 100세까지 성장할 수 있을까?"에 대한 명쾌한 해답을 주기 위하여 중장년 이후에도 일상적인 생활 속에서 뇌를 훈련하여 성장시킬 수 있는 비결을 소개하고 있다. 또 집중이 잘 안 되고, 건망증이 심해지는 등 여러 가지 상황별 고민을 해소하기 위한 뇌 트레이닝 방법도 간단한 그림을 통해 안내하고 있어 누구나 쉽게 실천해 나갈 수 있다.

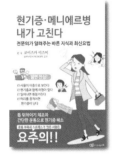

현기증 · 메니에르병 내가 고친다

코이즈카 이즈미 | 168p | 15,000원

이 책은 이러한 현기증과 메니에르병을 자기 스스로 운동과 생활습관으로 치료할 수 있는 방법을 가르쳐주는 책이다. 이 책의 내용은 현기증 및 메니에르병의 셀프 체크에서부터 병이 일어나는 원인, 병의 작용 메커니즘, 그리고 병을 치료할 수 있는 운동법과 생활습관 개선 방법에 대해 평생 이 분야의 진료와 연구에 전념해 온 성마리안나의과대학 전문의 코이즈카 이즈미 교수가 바른 지식과 최신요법을 설명해주고 있다. 특히 이 책은 모든 내용이 한쪽은 설명, 한쪽은 일러스트 해설로 구성함으로써 누구나 쉽게 이해할 수 있도록 편집되어 있는 것이 특징이다.

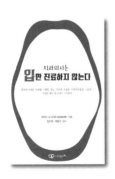

치과의사는 입만 진료하지 않는다

아이다 요시테루 | 176p | 15,000원

이 책의 핵심은 치과와 의과의 연계 치료가 필요하다는 것이다. 비록 일본의 경우지만 우리나라에도 중요한 실마리를 제공해 주는 내용들로 가득하다. 의과와 치과의 연계가 왜 필요한가? 저자는 말한다. 인간의 장기는 하나로 연결되어 있고 그 시작은 입이기 때문에 의사도 입안을 진료할 필요가 있고, 치과의사도 전신의 상태를 알지 못하면 병의 뿌리를 뽑는 것이 불가능 하다고. 저자는 더불어 치과의료를 단순히 충치와 치주병을 치료하는 것으로 받아들이지 않고, 구강 건강을 통한 전신 건강을 생각하는 메디코 덴탈 사이언스(의학적 치학부) 이념을 주장한다.

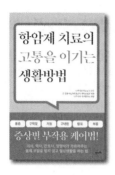

항암제 치료의 고통을 이기는 생활방법
나카가와 야스노리 | 236p | 15,000원

항암제의 발전에 따라 외래에서 암 치료하는 것이 당연한 시대가 되었다. 일을 하면서 치료를 계속하는 사람도 늘고 있다. 그러한 상황에서 약제의 부작용을 어떻게 극복할 것인가는 매우 중요한 문제이다. 이 책은 암 화학요법의 부작용과 셀프케어에 관한 이해를 높이고 암 환자들에게 생활의 질을 유지하면서 치료를 받는 데 도움을 줄 것이다.

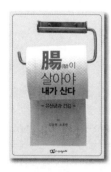

腸(장)이 살아야 내가 산다 −유산균과 건강−
김동현 · 조호연 | 192p | 15,000원

이 책은 지난 30년간 유산균에 대해 연구하여 국내 최고의 유산균 권위자로 잘 알려진 경희대학교 약학대학 김동현 교수와 유산균 연구개발에 주력해온 CTC 바이오 조호연 대표가 유산균의 인체 작용과 효능효과를 제대로 알려 소비자들이 올바로 이용할 수 있도록 하기 위해 집필한 것으로써, 장과 관련된 환자와 자주 접촉하는 의사나 약사 간호사 등 전문인 들이 알아두면 환자 상담에 크게 도움을 줄 수 있는 내용들이 많다. 부록으로 제공된 유산균 복용 다섯 가지 사례에서는 성별, 연령별, 질병별로 예를 들고 있어 우리들이 직접 체험해보지 못한 경험을 대신 체득할 수 있도록 도와주고 있다.

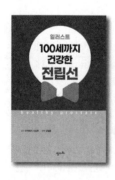

일러스트 100세까지 건강한 전립선
타카하시 사토루 | 172p | 15,000원

전립선비대증과 전립선암은 중노년 남성을 괴롭히는 성가신 질병이다. 하지만 증상이 있어도 수치심에서, 혹은 나이 탓일 거라는 체념에서 진찰 받는 것을 주저하는 환자가 적지 않다. "환자가 자신의 질병을 바르게 이해하고, 적절한 치료를 받기 위해서 필요한 정보를 알기 쉽게 전달" 해주기 위한 목적으로 만든 책이다.

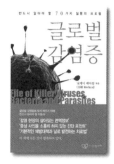

글로벌 감염증

닛케이 메디컬 | 380p | 15,000원

'글로벌 감염증'은 일본경제신문 닛케이 메디컬에서 발간한 책을 도서출판 정다와에서 번역 출간한 것으로서 70가지 감염증에 대한 자료를 함축하고 있다. 이 책은 기존 학술서적으로서만 출판되던 감염증에 대한 정보를 어느 누가 읽어도 쉽게 이해할 수 있도록 다양한 사례 중심으로 서술했으며, 감염증별 병원체, 치사율, 감염력, 감염경로, 잠복기간, 주요 서식지, 증상, 치료법 등을 서두에 요약해 한 눈에 이해할 수 있게 했다.

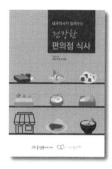

내과의사가 알려주는 건강한 편의점 식사

마츠이케 츠네오 | 152p | 15,000원

편의점 음식에 대한 이미지를 단번에 바꾸어주는 책이다. 이 책은 식품에 대한 정확한 정보를 제공함으로써 좋은 음식을 골라먹을 수 있게 해주고 간단하게 건강식으로 바꾸는 방법을 가르쳐준다. 내과의사이자 장 권위자인 저자 마츠이케 츠네오는 현재 먹고 있는 편의점 음식에 무엇을 추가하면 더 좋아지는지, 혹은 어떤 음식의 일부를 빼면 더 좋은지 알려준다. 장의 부담이나 체중을 신경쓴다면 원컵(One-cup)법으로 에너지양과 식물섬유량을 시각화시킬 수 있는 방법을 이용할 수 있다.

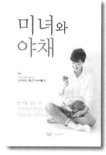

미녀와 야채

나카무라 케이코 | 208p | 13,000원

'미녀와 야채'는 일본 유명 여배우이자 시니어 야채 소믈리에인 나카무라 케이코(中村慧子)가 연구한 7가지 다이어트 비법이 축약된 건강 다이어트 바이블이다.

나카무라 케이코는 색깔 야채 속에 숨겨진 영양분을 분석하여 좋은 야채를 선별하는 방법을 제시하였으며, 야채를 먹는 방법에 따라 미와 건강을 동시에 획득할 수 있는 비법들을 이해하기 쉽게 풀어썼다.

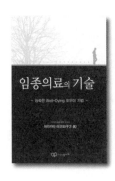

임종의료의 기술
히라카타 마코토 | 212p | 15,000원

임상의사로 20년간 1,500명이 넘는 환자들의 임종을 지켜본 저자 히라가타 마코토(平方 眞)에 의해 저술된 이 책은 크게 세 파트로 나뉘어져 있다. 첫 파트인 '왜 지금, 임종의료 기술이 필요한가'에서는 다사사회(多死社會)의 도래와 임종의료에 관한 의료인의 행동수칙을 소개하였고, 두 번째 파트에서는 이상적인 죽음의 형태인 '노쇠(老衰)'를 다루는 한편 노쇠와 다른 경위로 죽음에 이르는 패턴도 소개하였다. 그리고 세 번째 파트에서는 저자의 경험을 바탕으로 환자와 가족들에게 병세를 이해시키고 설명하는 방법 등을 다루고 있다. 뿐만 아니라 부록을 별첨하여 저자가 실제로 경험한 임상사례를 기재하였다.

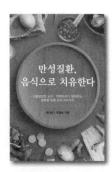

만성질환, 음식으로 치유한다
주나미 · 주경미 | 255p | 19,000원

100세 시대를 사는 우리에게 건강한 식생활 관리는 가장 필요하고, 중요한 숙제이다. 건강한 사람뿐 만 아니라 유병률이 높은 고혈압, 당뇨병, 이상지질혈증, 뇌질환, 뼈질환 등 5대 질병을 앓고 있거나 위험군에 있는 사람에게도 건강한 식생활은 가장 먼저 고려되어야 할 사항이다.

이 책은 식품영양학 교수와 약학박사가 각 질환의 핵심 포인트, 푸드테라피, 그리고 쉽게 해먹을 수 있는 레시피를 실물 사진을 통해 소개하고, 음식에 관한 일반적인 설명, 특정 재료에 대한 정보 제공, 조리방법 팁을 첨가하였다.

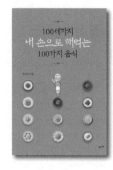

100세까지 내 손으로 해먹는 100가지 음식
주나미 · 주경미 | 132p | 15,000원

영양 부족이나 고혈압, 당뇨병, 치은 및 치주질환, 관절염, 위염 등 시니어에게 많이 일어나는 질병의 예방과 치료에 도움이 되도록 만든 건강한 식생활을 위한 요리책이다.

숙명여대 식품영양학과 교수인 저자 주나미 박사는 지속적으로 실버푸드를 개발해온 전문가인 만큼 재료 선택과 조리방법을 시니어의 특성에 맞추어 구성하였다. 또한 손수 해먹을 수 있는 요리로 영양과 소화, 입맛을 고려하였고, 부재료는 물론 양념장이나 소스 하나도 기본 재료와 영양학적 균형을 맞춘 것으로 사용하였다.

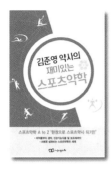

김준영 약사의 재미있는 스포츠약학

김준영 | 215p | 19,000원

김준영약사의 재미있는 스포츠약학은 스포츠약사가 되기 위해 알아야할 필수 지식들을 그야말로 '재미있게' 풀어냈다. 책은 도핑의 정의와 방지기구들부터 도핑금지물질과 관련된 의약품, 보충제와 보조제, 스포츠·운동 영양제 나아가 생약들에 포함된 금지약물 성분들까지 아우르고 있어 스포츠약학을 공부하는 사람에게 필요한 전반의 내용을 담고 있다. 또, '치료목적사용면책(TUE)'과 보건의료인 도핑방지 교육 등에 이르기까지 스포츠약학에 대한 폭넓은 설명과 함께 사례들을 더해 독자들의 이해를 돕고 있다.

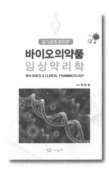

바이오의약품 임상약리학

최병철 | 450p | 50,000원

최근 암, 면역질환, 희귀난치성질환 및 각종 만성질환의 치료에서 합성의약품은 한계에 도달했다. 이를 극복하기 위해 바이오의약품(생물의약품)의 많은 연구·개발이 더욱 중요해지고 있는 실정이다. 이 책은 다른 책들과는 달리 임상약리학을 중심에 두고 바이오의약품을 14가지로 구분하여, 각 PART 별로 해당 약제에 관한 전반적인 이해, 약리 기전, 주요 약제의 특성, 현재 국내에 승인되어 있는 약제 현황 등으로 구성하였으며, '하이라이트'에는 최근 연구되고 있는 신약 관련 내용을 소개하였다

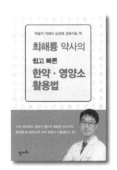

최해륭 약사의 쉽고 빠른 한약·영양소 활용법

최해륭 | 380p | 25,000원

이 책은 한국의약통신에 3년간 연재된 '최해륭 약사의 나의 복약지도 노트'를 한권의 책으로 엮은 것이다. 한약제제와 건강기능식품, 일반약을 중심으로 약국에서 환자들로부터 받을 수 있는 질문과 그에 대한 대처방안을 실었으며, 치험례의 경우 실제적인 약국 임상 사례를 들어서 설명을 하였다. 책의 구성은 건강 개선을 위한 주제별 약국 에피소드, 질환별 한약 제제, 약국 대처법, 주요 영양소의 특성 및 구분 점, OTC, 환자 상담사례 등으로 정리하여, 약국 약사들의 학술에 부족함이 없음은 물론, 약국 임상 실전에서 쉽게 적용이 가능하도록 하였다.

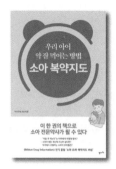

우리 아이 약 잘 먹이는 방법 소아 복약지도

마츠모토 야스히로 | 338p | 25,000원

이 책은 소아 조제의 특징, 가장 까다로운 소아약 용량, 보호자를 힘들게 하는 영유아 약 먹이는 법, 다양한 제형과 약제별 복약지도 포인트를 정리하였다. 또한 보호자가 걱정하는 소아약 부작용, 임신 · 수유 중 약 상담 대응에 대해서도 알기 쉽게 설명해 준다. 특히 책의 끝부분에 소개된 43가지의 '도움이 되는 환자 지도 용지'는 소아복약지도의 핵심이라고 할 수 있다.

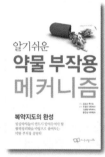

알기 쉬운 약물 부작용 메커니즘

오오츠 후미코 | 304p | 22,000원

"지금 환자들이 호소하는 증상,
  혹시 약물에 따른 부작용이 아닐까?"
이 책은 환자가 호소하는 49개 부작용 증상을 10개의 챕터별로 정리하고, 각 장마다 해당 사례와 함께 표적장기에 대한 병태생리를 설명함으로써 부작용의 원인을 찾아가는 방식을 보여주고 있다. 또 각 장마다 부작용으로 해당 증상이 나타날 수 있는 메커니즘을 한 장의 일러스트로 정리함으로써 임상 약사들의 이해를 최대한 돕고 있다.

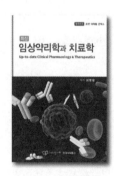

최신 임상약리학과 치료학

최병철 | 본책 328p | 부록 224p | 47,000원

이 책은 2010년 이후 국내 및 해외에서 소개된 신약들을 위주로 약물에 대한 임상약리학과 치료학을 압축 정리하여 소개한 책이다. 책의 전반적인 내용은 크게 질병에 대한 이해, 약물치료 및 치료약제에 대해 설명하고 있다. 31개의 질병을 중심으로 약제 및 병리 기전을 이해하기 쉽도록 해설한 그림과 약제간의 비교 가이드라인을 간단명료하게 표로 정리한 Table 등 150여 개의 그림과 도표로 구성되어 있다. 또 최근 이슈로 떠오르고 있는 '치료용 항체'와 '소분자 표적 치료제'에 대해 각 31개를 특집으로 구성했다. 부록으로 제작된 '포켓 의약품 인덱스'는 현재 국내에 소개되어 있는 전문의약품을 21개 계통별로 분류, 총 1,800여 품목의 핵심 의약품이 수록되어 있다.

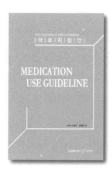

약료지침안

유봉규 | 406p | 27,000원

'약료지침안'은 의사의 '진료지침'과 똑같이 약사가 실천하는 복약 지도 및 환자 토털 케어에 가이드라인 역할을 할 수 있는 국내 최초의 지침서이다.

이 책은 갑상선 기능 저하증, 고혈압, 녹내장, 당뇨병 등 약국에서 가장 많이 접하는 질환 18가지를 가나다순으로 정리하였으며, 각 질환에 대해서도 정의, 분류, 약료(약료의 목표, 일반적 접근방법, 비약물요법, 전문의약품, 한방제제, 상황별 약료), 결론 등으로 나눠 모든 부분을 간단명료하게 설명하고 있다.

특히 상황별 약료에서는 그 질환과 병행하여 나타나는 증상들을 빠짐없이 수록하고 있다. 예를 들어 고혈압의 상황별 약료에서는 대사증후군, 당뇨병, 노인, 심장질환, 만성콩팥, 임신 등 관련 질병의 약료를 모두 해설하고 있는 것이다.

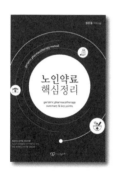

노인약료 핵심정리

엄준철 | 396p | 25,000원

국내에서 최초로 출간된 '노인약료 핵심정리'는 다중질환을 가지고 있는 노인들을 복약 상담함에 앞서 약물의 상호작용과 부작용 그리고 연쇄처방 패턴으로 인해 발생하는 다약제 복용을 바로 잡기 위해 출간 됐다. 한국에서 노인약료는 아직 시작 단계이기 때문에 미국, 캐나다, 호주, 영국 등 이미 노인약료의 기반이 잘 갖추어진 나라의 가이드라인을 참고 분석하였으며, 약사로서의 경험과 수많은 강의 경력을 가진 저자에 의해 우리나라의 실정에 맞게끔 필요한 정보만 간추려 쉽게 구성되었다.

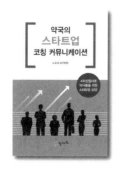

약국의 스타트업 코칭 커뮤니케이션

노로세 타카히코 | 200p | 15,000원

이 책에서 알려주는 '코칭'은 약국이 스타트업 할 수 있도록 보다 미래지향적이며 효율적인 소통법이다. 약국을 찾은 환자를 배려하면서 환자의 의지를 실현시켜주는 것이며, 환자가 인생의 주인공으로서 능력을 발휘하게 서포트 해주는 것이다. 따라서 코칭을 지속적으로 하게 되면 환자와 약사 사이에 신뢰감을 형성하면서 진정한 소통으로 인한 파급력을 얻게 된다.

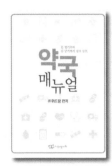

문 열기부터 문닫기까지 필수 실천 약국 매뉴얼

㈜위드팜 편저 | 248p | 23,000원

'약국매뉴얼'은 위드팜이 지난 14년 간 회원약국의 성공적인 운영을 위해 회원약사에게만 배포되어 오던 지침서를 최근 회원약사들과 함께 정리하여 집필한 것으로 개설약사는 물론 근무약사 및 약국 직원들에게도 반드시 필요한 실무지침서이다.

주요 내용은 약국 문 열기부터 문 닫기까지 각 파트의 직원들이 해야 할 업무 중심의 '약국운영매뉴얼', 고객이 약국 문을 들어섰을 때부터 문을 닫고 나갈 때까지 고객응대 과정에 관한 '약국고객만족서비스매뉴얼' 등으로 구성돼 있다.

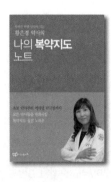

따라만 하면 달인이 되는
황은경 약사의 나의 복약지도 노트

황은경 | 259p | 19,000원

이 책은 2010년대 약사사회의 베스트셀러로 기록되고 있다. 개국약사가 약국에서 직접 경험하고 실천한 복약지도와 약국경영 노하우가 한권의 책에 집약됐다. 황은경 약사가 4년 동안 약국경영 전문저널 (주)비즈엠디 한국의약통신 파머시 저널에 연재한 복약지도 노하우를 한권의 책으로 묶은 것이다.

환자 복약상담 및 고객서비스, 약국 관리 및 마케팅 분야에 대한 지식을 함축하고 있어 약국 성장의 기회를 잡을 수 있다.

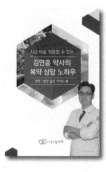

김연흥 약사의 복약 상담 노하우

김연흥 | 304p | 18,000원

이 책은 김연흥 약사가 다년간 약국 임상에서 경험하고 연구했던 양·한방 복약 상담 이론을 총 집대성 한 것으로, 질환 이해를 위한 필수 이론부터 전문적인 복약 상담 노하우까지, 더 나아가 약국 실무에 바로 적용시킬 수 있는 정보들을 다양한 사례 중심으로 함축 설명하고 있다. 세부 항목으로는 제1부 질환별 양약 이야기, 제2부 약제별 생약 이야기로 구성돼 있다.

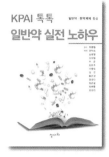

KPAI 톡톡 일반약 실전 노하우

양덕숙 · 김명철 등 12인 | 450p | 52,000원

이 책은 7,000여명의 약사가 공유하는 학술 임상 카톡방 커뮤니티 한국약사학술경영연구소(KPAI)에서 명강사로 활약하는 12인의 약사들이 공동 집필하였다. 일반약, 건강기능식품, 한약 등을 중심으로 소화기 질환과 약물, 인플루엔자와 감기약, 비타민과 미네랄 등 22가지의 질병별 챕터와 한약제제 기초이론 의약외품과 외용제제 등이 부록으로 실렸다. 각 챕터별로 약국에서 많이 경험하는 환자 에피소드를 넣었으며, 각 장기의 구조 설명, 생리학, 병태생리학 등 기초적인 지식 다음에 약물에 대한 이야기가 나오고, 마지막에는 원포인트 복약지도 란을 만들어 환자와 바로 상담할 수 있도록 하였다.

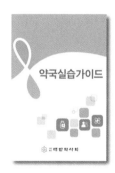

약국실습가이드

사단법인 대한약사회 실무실습표준교재발간위원

| 570p | 비매품

약학대학 6년제 시행에 따라 약대생에 대한 지역약국 실무실습 진행과 관련해 교육자용 표준교재가 필요하다는 요청에 따라 개발을 잰행해 왔다. 표준교재는 약사의 직능과 윤리, 조제 및 청구, 복약상담, 일반의약품 선택상담 및 복약지도, 한약제제 및 약국품목, 약국경영, 관계법령 및 참고자료 등으로 구성되어 있다. 발간위원으로는 최광훈 회장, 백경신 부회장, 정경혜 약학교육위원장, 윤영미 정책위원장, 서영준 약국 위원장, 신용문 약학교육위원회 전문위원, 임진형 동물약국협회장, 성기현 노원구분회 약학위원장, 최재윤 신안산대학교 겸임교수, 한혜성 서울지부 학술위원, 구현지 약사가 참여했다.

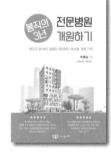

봉직의 3년 전문병원 개원하기

박병상 | 352p | 40,000원

이 책은 개원을 준비하는 의사들이 꼭 알아야 할 내용부터 개원 이후 병원 운영까지를 한권에 담았다. 개원입지, 개원할 병원의 종류, 병원의 시설, 병원 건축과 장비, 인적자원, 세무와 자금조달, 의료기관 개설, 개원 초 운영 팁에 이르기까지, 그동안 저자가 출간한 저서와 강의 자료, 언론에 기고한 '개원'과 관련된 부분이 종합적으로 정리되어 있다. 저자는 각 주제마다 관련된 논문 등을 찾아 코로나 이후 최신 개원 경향까지 궁금증을 모두 풀어냈다. 또 관련 법규와 정부의 공신력 있는 통계, 논문 자료 등을 정확히 인용하고 있다.

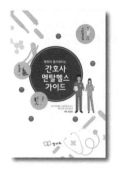

병원이 즐거워지는 간호사 멘탈헬스 가이드
부요 모모코 | 170p | 15,000원

현장의 간호사들의 업무에는 특수성이 있다. 업무 중 긴장을 강요
당하는 경우가 많은 것과 감정노동인 것, 그리고 사람의 목숨을 다
루는 책임이 무거운 것 등 업무의 질이 스트레스를 동반하기 쉽
다는 점이다. 이 책은 이러한 업무를 수행하는 간호사들을 지원
할 수 있는 특화된 내용을 담았다. 간호사의 멘탈헬스를 지키기
위해 평소 무엇을 해야 할지, 멘탈헬스가 좋지 않은 사람에게 어
떻게 관여하면 좋은지를 소개한다. 저자가 현장에서 직접 경험한
것을 바탕으로 제시한 대응법이라 어떤 것보다 높은 효과를 기대
할 수 있을 것이다.

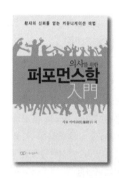

환자의 신뢰를 얻는 의사를 위한 퍼포먼스학 입문
사토 아야코 | 192p | 12,000원

환자의 신뢰를 얻는 퍼포먼스는 의 · 약사 누구나 갖춰야 할 기
본 매너이다.
이 책은 일본대학예술학부교수이자 국제 퍼포먼스연구 대표 사
토 아야코씨가 〈닛케이 메디컬〉에 연재하여 호평을 받은 '의사를
위한 퍼포먼스학 입문'을 베이스로 구성된 책으로서, 의사가 진찰
실에서 환자를 상담할 때 반드시 필요한 구체적인 테크닉을 다루
고 있다. 진찰실에서 전개되는 다양한 케이스를 통해 환자의 신뢰
를 얻기 위한 태도, 표정, 말투, 환자의 이야기를 듣는 방법과 맞
장구 치는 기술 등 '메디컬 퍼포먼스'의 구체적인 테크닉을 배워
볼 수 있다.

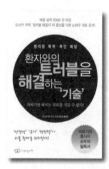

환자와의 트러블을 해결하는 '기술'
오노우치 야스히코 | 231p | 15,000원

이 책은 일본 오사카지역에서 연간 400건 이상 병의원 트러블을
해결해 '트러블 해결사'로 불리는 오사카의사협회 사무국 직원 오
노우치 야스코에 의해 서술되었다.
저자는 소위 '몬스터 페이션트'로 불리는 괴물 환자를 퇴치하기 위
해서는 '선경성' '용기' '현장력' 등 3대 요소를 갖춰야 한다고 강조
한다. 특히 저자가 직접 겪은 32가지 유형을 통해 해결 과정을 생
생히 전달하고 있으며, 트러블을 해결하기 위해 지켜야 할 12가지
원칙과 해결의 기술 10가지를 중심으로 보건 의료계 종사자들이
언제든지 바로 실무에 활용할 수 기술을 제시하고 있다.

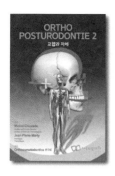

교합과 자세

Michel Clauzade · Jean-Pierre Marty | 212p | 120,000원

자세와 교합, 자세와 치아 사이의 관계를 의미하는 '자세치의학
(Orthopo sturodontie)' 이라는 개념은 저자 미셸 클로자드와 장피
에르 마티가 함께 연구하여 만든 개념으로써, 자세학에서 치아교
합이 핵심적인 역할을 지니고 있다는 사실을 보여준다. '교합과 자
세'는 우리가 임상에서 자주 접하는 TMD 관련 증상들의 원인에 대
해 생리학적 관점보다 더 관심을 기울여 자세와 치아에 관한 간단
한 질문들, 즉 치아 및 하악계가 자세감각의 수용기로 간주될 수 있
는 무엇인가? 두 개 하악계 장애가 자세의 장애로 이어질 수 있는
이유는 무엇인가?에 대한 질문들에 답을 내놓고 있다.

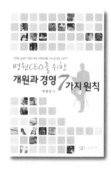

병원 CEO를 위한 개원과 경영 7가지 원칙

박병상 | 363p | 19,000원

'병원 CEO를 위한 개원과 경영 7가지 원칙'은 개원에 필요한 자질
과 병원 경영 능력을 키워줄 현장 노하우를 담은 책이다.
이 책은 성공하는 병원 CEO를 위해 개원을 구상할 때부터 염두에
두어야 할 7가지 키워드를 중심으로 기술하였다.
가까운 미래에 병원CEO를 꿈꾸며 개원을 준비하는 의사들과 병
원을 전문화하거나 규모 확장 등 병원을 성장시키고자 할 때 길
잡이가 될 것이다.

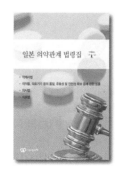

일본 의약관계 법령집

도서출판 정다와 | 368p | 30,000원

'일본 의약관련 법령집'은 국내 의약관련 업무에서 일본의 제도나
법률이 자주 인용, 참조되고 있음에도 불구하고 마땅한 자료가 없
는 가운데 국내 최초로 출간되었다.
책의 구성은 크게 약제사법(藥劑師法), 의약품 · 의료기기 등의 품
질 · 유효성 및 안전성 확보 등에 관한 법률(구 藥事法), 의사법(醫
師法), 의료법(醫療法) 및 시행령, 시행규칙의 전문과 관련 서류 양
식이 수록되어 있다.

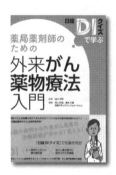

약국약사를 위한 외래 암환자 약물요법 입문

감수 야마쿠치 마사카즈 | 262p | 닛케이 BP사 발행 |
2024. 1월 출간 예정

이 책은 Part1에서 암 약물 치료를 받는 환자에게 최상의 의료
를 제공할 수 있도록 암 약물 치료의 기초 지식과 부작용 관리
에 대한 외래 증례를 소개하고, Part2에서는 실제로 약국에서
환자로부터 많이 받는 질문에 대한 답변을 퀴즈 형식으로 확인
할 수 있도록 구성하고 있다. 날로 늘어나는 암 환자를 위한 암
약물요법과 복약지도에 도움이 되는 내용을 수록하여 약사의
암 환자 상담에 크게 도움될 수 있는 지침서이다.

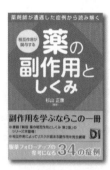

상호작용이 관여하는 약의 부작용과 구조

스기야마 마사야스 | 320p | 닛케이BP사 발행 |
2024. 1월 출간 예정

이 책은 약국약사가 접하는 여러 가지 질환의 증상으로부터 알
수 있는 약의 상호작용에 의해 일어나는 부작용과 그 구조 및
대책에 대해 해설한 책이다. 이 책은 일본 최고의 약학 전문잡
지 「닛케이 드럭 인포메이션」에 연재한 '약의 상호작용과 구조'
중에서 부작용이 관여하는 약역학적 상호작용(협력 및 길항작
용) 20개 항목을 선택하여, 20개의 SECTION으로 업데이트한
것으로 환자를 위한 약국약사들의 필독서가 될 것이다.

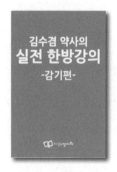

김수겸 약사의 실전 한방강의 –감기편–

김수겸 | 250p | 2023. 12월 출간 예정

이 책은 저자 김수겸 약사가 포항시약사회에서 진행했던 한방
강의들을 엮어 낸 책이다. 여러 질환 중 '감기'에 관한 한방의
다양한 처방을 쉽고 명쾌하게 독자들에게 소개한다. 한국, 중
국, 일본의 한방 발전 체계와 시대별 한방의 관점을 시작으로
각 처방별로 내용을 전개하며 조문, 약재, 기전 등에 이르기까
지 상세하게 설명한다. 한방을 공부하고자 하는 약사라면 누구
나 재미있게 볼 수 있는 책이다.

저자
카와모토 코지(川本晃司)

- ⊙ 안과전문의(의학박사) · MBA(경영학석사).
- ⊙ 1967년 야마구치현(山口県) 출생. 고교 졸업 후, 산업폐기물 처리 일용 노동을 하던 중 큰 결심을 하고 수험공부를 시작하여 28세에 야마구치(山口)대학 의과대학에 입학. 34세에 안과의사가 되어 44세에 안과클리닉 카와모토 안과 원장이 되었다. 전문 분야는 각막.
- ⊙ 2021년에 키타큐슈(北九州)시립대학 비즈니스스쿨에서 MBA 취득. 현재는 안과전문의를 하는 한편 키타큐슈시립대학 대학원에서 의료와 인지심리학을 결합한 학제적 연구를 하고 있다. 현재 연구 주제는 '의료현장의 행동경제학'과 '의사와 환자의 인지심리학'.

스마트폰 失明

**인생 100세 시대 눈이 보이지 않게 된 후의
삶을 생각해 보았는가?**

초판 1쇄 인쇄 2023년 12월 1일
초판 1쇄 발행 2023년 12월 5일

저 자 | 카와모토 코지(川本晃司)
번역자 | 김철용
발행인 | 정동명
교 정 | 조형진
디자인 | 서재선
인쇄소 | 천일인쇄사
펴낸곳 | (주)동명북미디어 도서출판 정다와
주 소 | 경기도 과천시 뒷골1로 6 용마라이프 B동 2층
전 화 | 02.3481.6801
팩 스 | 02.6499.2082

출판신고번호 | 2008-000161
ISBN | 978-89-6991-045-5
정가 15,000원

※ 이 도서의 국립중앙도서관 출판예정도서목록(CIP)은 서지정보유통지원시스템 홈페이지(http://seoji.nl.go.kr)와 국가자료공동목록 시스템(http://www.nl.go.kr/kolisnet)에서 이용하실 수 있습니다.(CIP제어번호: CIP)

※ 잘못된 책은 구입하신 서점에서 바꾸어 드립니다.